U0584836

全国高等职业技术教育卫生部规划教材配套教材

供临床、护理、医学影像技术、口腔医学技术、药学、检验等专业用

病原生物与免疫学
学习指导及习题集

主　编　姜凤良　许正敏

副主编　杨朝晔　吴松泉

编　者　（按姓氏笔画排序）

王　瑛（重庆医药高等专科学校）　　　　邵玲巧（西安医学院）

许正敏（襄樊职业技术学院医学院）　　　胡生梅（襄樊职业技术学院医学院）

孙　莉（襄樊职业技术学院医学院）　　　俞　敏（盐城卫生职业技术学院）

李水仙（长治医学院）　　　　　　　　　姜凤良（西安医学院）

李剑平（江西护理职业技术学院）　　　　曹德明（黑龙江省卫生学校）

杨朝晔（盐城卫生职业技术学院）　　　　崔金环（商丘医学高等专科学校）

吴松泉（丽水学院医学院）

人民卫生出版社

图书在版编目（CIP）数据

病原生物与免疫学学习指导及习题集 / 姜凤良等主编.
—北京：人民卫生出版社，2010.1
ISBN 978-7-117-12551-2

Ⅰ. 病…　Ⅱ. 姜…　Ⅲ. ①病原微生物 – 高等学校：
技术学校 – 教学参考资料②医药学：免疫学 – 高等学校：
技术学校 – 教学参考资料　Ⅳ. ①R37②R392

中国版本图书馆 CIP 数据核字（2009）第 235188 号

人卫社官网　www.pmph.com	出版物查询，在线购书	
人卫医学网　www.ipmph.com	医学考试辅导，医学数据库服务，医学教育资源，大众健康资讯	

版权所有，侵权必究！

病原生物与免疫学学习指导及习题集

主　　编：姜凤良　许正敏
出版发行：人民卫生出版社（中继线 010-59780011）
地　　址：北京市朝阳区潘家园南里 19 号
邮　　编：100021
E - mail：pmph @ pmph.com
购书热线：010-59787592　010-59787584　010-65264830
印　　刷：三河市博文印刷有限公司
经　　销：新华书店
开　　本：787 × 1092　1/16　　印张：11.5
字　　数：287 千字
版　　次：2010 年 1 月第 1 版　2020 年 1 月第 1 版第 8 次印刷
标准书号：ISBN 978-7-117-12551-2/R · 12552
定　　价：18.00 元

打击盗版举报电话：010-59787491　E-mail：WQ @ pmph.com
（凡属印装质量问题请与本社市场营销中心联系退换）

前　言

　　《病原生物与免疫学》是一门重要的医学基础课程,为了帮助学生准确而快速地理解教材的基本知识和基本理论,及时检验学生对知识的掌握程度,并更好地适应国家助理执业医师考试的需要,遵照卫生部教材办公室的要求,我们组织编写了与教材内容配套的《病原生物与免疫学学习指导及习题集》。

　　本书包括 37 章,每章由学习目标、内容概要、测试题与参考答案四个模块组成。个别章节(第三十五章)内容涵盖太多,且由多位编者分工完成,故按节列出。

　　1. 学习目标　按课程教学大纲要求分为掌握、熟悉和了解三个层次的目标。

　　2. 内容概要　以课程教学大纲为依据,结合教材的基本学习内容及国家对助理执业医师考试的要求,在章节编排上与教材保持一致。在编写过程中,我们力求突出重点,讲清难点,内容全面,深浅适宜,易于理解,贴近读者、贴近实际、贴近工作,并适当兼顾不同起点学生对知识的要求,尽可能把病原生物与免疫学知识系统化、条理化,帮助学生建立牢固的知识体系。对教材中有些繁杂的内容用表格进行了归纳总结,便于学生学习与记忆。

　　3. 测试题　为了更好地适应国家助理执业医师考试的需要,我们在每章中精选了 A1 型题、A2 型题、A3 型题、B 型题、填空题、名词解释和问答题,做到覆盖全面,有助于学生全面理解教材内容。A2 型题和 A3 型题只出现在部分章节,重点测试学生分析问题、解决问题和综合应用知识的能力。

　　4. 参考答案　本学习指导仅列出了选择题和填空题的参考答案。名词解释和问答题的答案,由于篇幅所限未予列出,答题时可参考教材的相关内容或学习指导的内容概要。

　　在编写学习指导时,我们参考了部分兄弟院校编写的病原生物与免疫学辅导教材及网络资料,在此表示感谢!

　　由于各位编者工作繁忙,编写时间仓促,加之编者水平有限,错误和不足之处在所难免,恳请兄弟院校的同仁及广大读者批评指正,谢谢!

姜凤良　许正敏

2009 年 11 月

目　　录

第一篇　免疫学基础

第二篇　医学微生物学

第三篇　人体寄生虫学

第一篇 免疫学基础

▶ **第一章**

免疫学概述 ◀

【学习目标】

1. 掌握免疫的基本概念与功能。
2. 熟悉免疫在医学中的作用。
3. 了解免疫学发展简史。

【内容概要】

(一)免疫的概念

免疫是机体免疫系统识别和排除抗原异物,维持自身生理平衡与稳定的功能。免疫通常对机体是有利的,如抗感染免疫和抗肿瘤免疫;但在某些条件下也可造成机体伤害,如引起超敏反应性疾病、免疫缺陷病和自身免疫病。

(二)免疫的功能

1. 免疫防御 即识别和排除病原生物及其有害代谢产物,发挥抗感染免疫的功能。若该功能过低可引起免疫缺陷病;若反应过强可导致超敏反应性疾病。

2. 免疫稳定 即识别和排除机体内损伤和衰老的自身细胞,进行免疫调节,维持自身稳定的功能。若该功能紊乱,可引起自身免疫性疾病。

3. 免疫监视 即识别和排除机体内出现的突变细胞,发挥抗肿瘤免疫的功能。若该功能低下,则易形成肿瘤。

(三)免疫学的概念及发展简史

免疫学是研究机体免疫系统的组织结构与生理功能的一门生物学科。免疫学具有许多分支学科,如基础免疫学、免疫病理学、免疫遗传学、移植免疫学、生殖免疫学、肿瘤免疫学、临床免疫学等,这些分支学科的总和即为医学免疫学。

免疫学的发展经历了经验免疫学时期、经典免疫学时期、近代免疫学时期及现代免疫学时期四个发展阶段。18世纪末英国医生 E. Jenner 发明了用牛痘苗预防天花,为免疫预防医学开辟了新途径。1958年,澳大利亚学者 F. Burnet 结合当时分子遗传学研究的最新成果提出了克隆选择学说。近年来,由于分子免疫学的发展,得以在基因、分子、细胞、整体等不同层次上研究免疫细胞生命活动的基本机制,进而揭示了细胞活化、信号转导、细胞凋亡、细胞分化发育及生物调节分子等基本规律。

(四)免疫学在医学中的作用

免疫学是生命科学的前沿领域和现代医学的重要支撑学科,免疫学诊断已成为临床各

1

学科中诊断疾病的最重要手段之一,免疫生物治疗已成为临床治疗疾病的重要手段。从人痘苗、牛痘苗接种预防天花,到许多传染病(麻疹、白喉、百日咳、破伤风、脊髓灰质炎和结核等)计划免疫的实施,人类经过不懈的努力,终于在 1979 年 10 月 26 日由世界卫生组织宣布在全世界消灭了天花,一些重要传染病的发病率也大大降低。

【测试题】

(一)选择题

A1 型题

1. 免疫是指
   A. 机体抗感染的过程
   B. 机体免疫系统识别和排除抗原性异物的过程
   C. 机体对病原微生物的防御过程
   D. 机体清除自身衰老、死亡细胞的过程
   E. 机体清除自身突变细胞的能力

2. 牛痘苗的发明者是
   A. 德国 Behring   B. 法国 Pasteur   C. 德国 Koch
   D. 澳大利亚 Burnet   E. 英国 Jenner

3. 免疫对机体是
   A. 有利的   B. 有害的   C. 有利也有害
   D. 有利无害   E. 正常条件下有利,异常条件下有害

4. 免疫监视功能低下时易发生
   A. 自身免疫病   B. 超敏反应   C. 肿瘤
   D. 免疫缺陷病   E. 移植排斥反应

5. 最早接种人痘苗预防天花的国家是
   A. 中国   B. 美国   C. 日本   D. 俄罗斯   E. 英国

(二)填空题

1. 免疫系统是由_____、_____、_____组成。
2. 英国医生 Jenner 发明了_____,可预防_____。
3. 免疫功能包括_____、_____、_____。
4. 免疫防御反应过高会引起_____,反应过低或缺如则可发生_____。

(三)名词解释

1. 免疫   2. 免疫防御   3. 免疫监视

(四)问答题

1. 简述免疫的基本概念和功能。
2. 简述免疫功能失调时的表现。

【参考答案】

(一)选择题

1. B   2. E   3. E   4. C   5. A

(二)填空题

1. 免疫器官和组织   免疫细胞   免疫分子
2. 牛痘苗   天花

3. 免疫防御　免疫稳定　免疫监视
4. 超敏反应　反复感染或免疫缺陷病

(三)名词解释

答案见内容概要。

(四)问答题

答案见内容概要或教材。

（吴松泉）

▶ **第二章**

抗　原 ◀

【学习目标】

1. 掌握抗原的概念及特性;抗原决定簇的概念及意义;医学上重要的抗原及其意义。

2. 熟悉构成抗原免疫原性的条件;异嗜性抗原在致病与诊断中的实际意义。

3. 了解抗原分类。

【内容概要】

(一)抗原的概念与特性

1. 概念　抗原(Ag)是一类能诱导机体的免疫系统发生免疫应答,并能与其免疫应答产物(抗体或效应 T 细胞)特异性结合发挥免疫效应的物质。

2. 特性　抗原具有免疫原性和抗原性两种基本特性。抗原的免疫原性是指抗原能刺激特异性淋巴细胞,使之活化、增殖、分化,并能产生抗体或效应 T 细胞的特性。抗原性又称免疫反应性,是指抗原在体内、外能与相应的抗体或效应 T 细胞发生特异性结合的特性。

(二)抗原的分类

1. 根据抗原的基本特性分类

(1)完全抗原:具有免疫原性和抗原性的抗原。

(2)半抗原:又称不完全抗原,只有抗原性而没有免疫原性的物质,即只能与抗体特异性结合,却不能单独诱导机体产生抗体。

2. 根据抗原激活 B 细胞产生抗体是否需要 T 细胞辅助分类

(1)胸腺依赖性抗原(TD-Ag):此类抗原的特点是分子量大,结构复杂,既有 B 细胞决定簇,又有 T 细胞决定簇;既能引起体液免疫,又能引起细胞免疫;刺激机体主要产生 IgG 类抗体;能引起回忆应答。

(2)胸腺非依赖性抗原(TI-Ag):此类抗原的特点是结构简单,有相同 B 细胞决定簇,且重复出现,无 T 细胞决定簇;只能引起体液免疫,不能引起细胞免疫;刺激机体主要产生 IgM 类抗体;不引起回忆应答。

3. 根据抗原与机体的亲缘关系分类

(1)异种抗原:指来源于不同物种的抗原物质,如微生物、异种动物血清、植物花粉等。

(2)同种异型抗原:指来自同一种属不同个体间的特异性抗原,如人类红细胞血型抗原、主要组织相容性抗原等。

(3)自身抗原:正常情况下,机体自身的组织细胞无抗原性,但在病理或某些特殊情况下,自身组织细胞也可成为自身抗原,引起自身免疫性疾病。

(4)异嗜性抗原:指不同种属生物间存在的共同抗原。

(三)决定抗原免疫原性的条件

1. 异物性　是抗原的重要性质。异物即非己的物质,是指化学结构与宿主自身成分不同的或胚胎期从未与机体免疫系统接触过的有机物质,主要包括异种物质、同种异型物质及化学结构改变和与免疫系统隔绝的自身物质。

2. 理化特性　①大分子物质:具有免疫原性的物质为大分子物质,其分子量通常在10kDa以上。一般来说,分子量越大,含有抗原决定簇越多,结构越复杂,免疫原性越强。小分子物质免疫原性较弱,甚至无免疫原性。②结构的复杂性:抗原物质结构复杂者免疫原性强,反之则较弱。其复杂性是由氨基酸和单糖的类型及空间构型等决定的。③易接近性:是指抗原决定簇是否易被淋巴细胞抗原受体所接近的程度。抗原分子中氨基酸残基所处侧链位置的不同可影响抗原的免疫原性。④物理状态:一般聚合状态的蛋白质较其单体有更强的免疫原性;颗粒性抗原的免疫原性强于可溶性抗原。因此,常将免疫原性弱的物质吸附在某些大颗粒表面,可增强其免疫原性。另外,有免疫佐剂的辅助,可增强抗原的免疫原性。

3. 免疫途径　同一物质经不同途径进入机体,其免疫原性也不同,由强到弱依次为皮内注射＞皮下注射＞肌内注射＞腹腔注射＞静脉注射。

4. 机体的应答能力　机体的遗传基因、性别、年龄、健康状况、心理状况等均可影响机体对抗原的应答能力。

(四)抗原的特异性与交叉反应

1. 抗原决定簇与抗原的特异性　特异性是指物质之间的相互吻合性或针对性、专一性。抗原的特异性既表现在免疫原性上,又表现在抗原性上。也就是说,某一抗原只能诱导相应的淋巴细胞系发生某一应答的专一性能,同时也只能与相应的免疫应答产物(抗体或效应T细胞)特异性结合的专一性能。特异性是免疫应答最重要的特点,也是免疫学诊断与防治的理论依据。决定抗原特异性的物质基础是抗原分子中的抗原决定簇,也称为抗原表位。抗原决定簇是指抗原分子中决定抗原特异性的特殊化学基团,是被免疫细胞识别的靶结构,也是免疫反应具有特异性的物质基础。抗原决定簇的性质、数目、位置和空间构象决定着抗原决定簇的特异性。

2. 共同抗原与交叉反应　两种不同的抗原分子所具有的相同或相似的抗原决定簇称为共同抗原或共同决定簇。由共同抗原决定簇刺激机体产生的抗体可以和两种抗原(共同抗原)结合发生反应,此反应称为交叉反应。

(五)医学上重要的抗原及其意义

1. 病原生物及其代谢产物　如细菌就有表面抗原、鞭毛抗原、菌毛抗原、菌体抗原、荚膜抗原等多种抗原成分,寄生虫的抗原结构更为复杂。细菌外毒素具有很强的免疫原性,能刺激机体产生相应的抗体,即抗毒素。外毒素经0.3％~0.4％甲醛处理后,可使其失去毒性而保留免疫原性,称为类毒素。

2. 动物免疫血清　动物免疫血清对人体具有二重性:一方面可向机体提供特异性抗体(抗毒素),可以中和细菌产生的相应外毒素,起到防治疾病的作用;另一方面,对人而言又是一种具有免疫原性的异种蛋白质,可以刺激机体产生抗动物血清的抗体,当机体再次接受此种动物血清时,有可能发生超敏反应。

3. 异嗜性抗原　又称Forssman抗原,是一类与种属特异性无关,存在于不同种系生物间的共同抗原。如溶血性链球菌的多糖和蛋白质抗原与人体的心肌、心瓣膜或肾小球基膜之间可有共同抗原存在,当机体感染了溶血性链球菌并产生抗体后,可以与含有异嗜性抗原的上述组织结合,通过免疫反应造成机体组织损伤,临床表现为风湿热或肾小球肾炎。有些异嗜性抗原的存在可以协助疾病的诊断,如外斐反应。

4. 同种异型抗原　是指在同一种属的不同个体之间存在的抗原。人类重要的同种异型抗原有组织相容性抗原和血型抗原等。

(1)血型抗原(红细胞抗原):①ABO 血型抗原:与 ABO 血型不符的血液在体外混合可出现凝集现象,如输入人体内可引起溶血反应。②Rh 血型抗原:如将 Rh$^+$ 的血液输给 Rh$^-$的受者;或 Rh$^-$ 的母亲妊娠而胎儿为 Rh$^+$,导致体内产生抗 Rh 抗体,如输入 Rh$^+$ 红细胞或再次妊娠 Rh$^+$ 胎儿时,则可能产生输血反应或新生儿溶血症。

(2)组织相容性抗原(人类白细胞抗原):该抗原存在于白细胞、淋巴细胞、血小板和一切有核细胞表面,主要参与免疫应答、免疫调节,并与移植排斥反应及某些疾病相关。

5. 自身抗原　能引起机体发生免疫应答的自身成分称为自身抗原。正常情况下,机体对自身成分不产生免疫应答,即免疫耐受。但在某些特殊情况下(如自身成分结构改变、隐蔽抗原暴露、自身免疫细胞功能异常等),自身成分可成为抗原物质,引发免疫应答,导致自身免疫病。自身抗原主要包括隐蔽抗原和被修饰的自身抗原。

6. 肿瘤抗原　是细胞在癌变过程中出现的新抗原及过度表达的抗原,肿瘤抗原分为肿瘤特异性抗原和肿瘤相关抗原两大类。①肿瘤特异性抗原:只存在于肿瘤细胞表面,为某一肿瘤细胞所特有的抗原。近年来已在黑色素瘤、结肠癌、乳腺癌等肿瘤细胞表面检测到肿瘤特异性抗原。②肿瘤相关抗原:非肿瘤细胞所特有,正常细胞也可表达的抗原,但在细胞癌变时,其含量明显增加。此类抗原只表现出量的变化而无严格的肿瘤特异性。如甲胎蛋白、癌胚抗原等胚胎抗原是其中之一。临床上检测这些抗原可协助原发性肝癌和结肠癌的诊断。

【测试题】

(一)选择题

A1 型题

1. 半抗原的特点是
    A. 只能与载体结合后才能和相应抗体结合
    B. 是大分子物质
    C. 通常是多肽
    D. 本身无免疫原性
    E. 仅能刺激 B 细胞活化

2. TD-Ag
    A. 在胸腺中形成　　　B. 可刺激胸腺产生抗体　　C. 仅存在于 T 细胞表面
    D. 不能引起体液免疫应答　E. 只有在 T 细胞辅助下才能激活 B 细胞

3. 下列属于完全抗原的是
    A. 青霉素　　　　　B. 磺胺药　　　　　C. 病毒蛋白
    D. 细胞因子　　　　E. 金属离子

4. 下列物质免疫原性最强的是
    A. 多糖　　　　　　B. 多肽　　　　　　C. 蛋白质
    D. 核酸　　　　　　E. 类脂

5. 下列哪种自身物质注入自身体内后可引起免疫应答
    A. 红细胞　　　　　B. 血浆　　　　　　C. 淋巴细胞
    D. 精液　　　　　　E. 血小板

6. 兄弟姐妹间进行器官移植引起排斥反应的物质是
    A. 异种抗原　　　　　　　B. 同种异体抗原　　　　　C. 自身抗原
    D. 异嗜性抗原　　　　　　E. 超抗原

7. TI-Ag
    A. 大多数是蛋白质　　　　　　　　　B. 引起强的 IgG 应答
    C. 不能产生免疫记忆和再次应答　　　D. 能被 T 细胞抗原受体识别
    E. 需经抗原提呈细胞处理后才能激活 B 细胞

8. 抗原表面与抗体结合的特殊化学基团称为
    A. 抗原识别受体　　　　B. 独特型决定簇　　　　　C. 抗原结合价
    D. 抗原决定簇　　　　　E. 以上均不对

9. 将外毒素转变为类毒素
    A. 可增强毒素的免疫原性　　　　　　B. 可降低毒素的免疫原性
    C. 可增强毒素的毒性　　　　　　　　D. 可减弱毒素的毒性
    E. 可增强吞噬细胞的吞噬活性

10. 关于抗原决定簇的描述,正确的是
    A. 能与所有 T 细胞抗原受体结合　　　B. 仅能被 B 细胞识别
    C. 与抗原特异性无关　　　　　　　　D. 一个抗原分子上仅有一个抗原决定簇
    E. 并非所有的抗原决定簇都能激发免疫应答

11. 仅与载体结合在一起才有免疫原性的物质称为
    A. 亲和素　　　　　　　B. 半抗原　　　　　　　　C. 佐剂
    D. 变应原　　　　　　　E. TI-Ag

12. 甲、乙两种物质都能与某一抗体发生结合反应,这两种物质相互称为
    A. 半抗原　　　　　　　B. 完全抗原　　　　　　　C. 共同抗原
    D. TD-Ag　　　　　　　E. TI-Ag

13. 一种蛋白质分子上能与某一抗体发生结合反应的化学基团是
    A. 载体　　　　　　　　B. 异物　　　　　　　　　C. 抗原决定簇
    D. 单价抗原　　　　　　E. 完全抗原

14. 决定一种物质只能与某一抗体起反应而不能与其他抗体起反应的物质基础是
    A. 载体　　　　　　　　B. 佐剂　　　　　　　　　C. 抗原决定簇
    D. TI-Ag　　　　　　　E. 抗原

15. 20 世纪初,Forssman 用豚鼠肝、脾、肾上腺等脏器制备的生理盐水悬液免疫家兔获得的抗体,除能与原来的相应的脏器抗原反应外,还可使绵羊红细胞发生凝集,出现这一现象是因为
    A. 可能绵羊红细胞发生了自身凝集
    B. 豚鼠某些组织与绵羊红细胞之间存在共同抗原决定簇
    C. 豚鼠与绵羊之间有完全相同的血型抗原
    D. 豚鼠脏器在制备悬液过程中其抗原结构发生了改变
    E. 体外实验中,绵羊红细胞的抗原发生了改变

16. 抗原特异性取决于
    A. 分子量大小　　　　　　　　　　B. 物质表面特殊化学基团

C. 该抗原的来源　　　　　　　　D. 物质内部特殊化学基团

E. 以上都不是

17. 下列物质中不属于抗原的是

A. 毒素　　　　　　B. 微生物　　　　　　C. 植物花粉

D. 生理盐水　　　　E. 类毒素

18. 动物免疫血清对人而言是

A. 既是抗体又是抗原　　　　　　B. 抗体

C. 抗原　　　　　　　　　　　　D. 既不是抗原又不是抗体

E. 以上都不是

(二)填空题

1. 同时具有_____和_____的抗原称为完全抗原,而半抗原仅有_____,没有_____,半抗原与_____结合在一起后就可成为完全抗原而具有_____。

2. 根据异物性将抗原分为_____、_____和_____三大类。

3. 根据抗原决定簇在抗原分子中的位置可将其分为_____与_____两类。

4. 动物来源的抗毒素对于人体而言既是_____又是_____。

5. 人类重要的同种异体抗原是_____和_____。

6. 抗原决定簇是存在于抗原分子中,决定抗原_____的特殊_____。

7. 类毒素是外毒素经甲醛处理,脱去其_____,保留其_____的生物制品。

8. 肿瘤抗原分为_____和_____两大类。

9. 根据产生抗体时是否需要 Th 细胞的辅助,可将抗原分为_____、_____两类。

10. 自身抗原形成主要有两种方式,即_____、_____。

11. 抗原的特异性既表现在_____上,也表现在_____上。

(三)名词解释

1. 抗原　2. 完全抗原　3. 半抗原　4. 抗原决定簇(表位)　5. 交叉反应　6. 共同抗原　7. 异种抗原　8. 同种异体抗原　9. 异嗜性抗原

(四)问答题

1. 决定抗原免疫原性的因素有哪些?

2. 哪些自身物质可作为抗原引起免疫应答?

3. 简述 TD-Ag 和 TI-Ag 的区别。

4. 简述医学上的重要抗原及其意义。

【参考答案】

(一)选择题

1. D　2. E　3. C　4. C　5. D　6. B　7. C　8. D　9. D　10. E

11. B　12. C　13. C　14. C　15. B　16. B　17. D　18. A

(二)填空题

1. 免疫原性　抗原性　抗原性　免疫原性　蛋白载体　免疫原性

2. 异种物质　同种异体物质　某些自身物质

3. 功能性抗原决定簇　隐蔽性抗原决定簇

4. 抗体　抗原

5. 红细胞抗原　人类白细胞抗原

6. 特异性　化学基团
7. 毒性　免疫原性
8. 肿瘤特异性抗原　肿瘤相关抗原
9. 胸腺依赖抗原　胸腺非依赖抗原
10. 隔离抗原释放　自身组织的修饰
11. 免疫原性　抗原性

(三)名词解释

答案见内容概要。

(四)问答题

答案见内容概要或教材。

（吴松泉）

▶ 第三章

免疫球蛋白 ◀

【学习目标】

1. 掌握抗体、免疫球蛋白的基本概念；免疫球蛋白的生物学作用。

2. 熟悉免疫球蛋白基本结构；五类免疫球蛋白的主要特性与功能。

3. 了解人工制备抗体的类型和作用。

【内容概要】

(一)抗体和免疫球蛋白的概念

抗体(Ab)是 B 细胞接受抗原刺激后活化、增殖、分化为浆细胞后所合成与分泌的一类能与相应抗原特异性结合并具有免疫功能的球蛋白。

将具有抗体活性或化学结构与抗体相似的球蛋白统一命名为免疫球蛋白(Ig)。Ig 可分为分泌型和膜型。

(二)免疫球蛋白的结构

1. 免疫球蛋白的基本结构　Ig 的基本结构是由两条相同的重链和两条相同的轻链借助二硫键连接而成的四肽链结构。①重链(H 链)和轻链(L 链)：H 链由 $450\sim550$ 个氨基酸残基组成。根据重链恒定区免疫原性不同，可将 Ig 重链分为 μ、γ、α、δ 和 ε 链 5 类，含有相应重链的 Ig 分别命名为 IgM、IgG、IgA、IgD 和 IgE。L 链由 214 个氨基酸残基组成。根据轻链恒定区免疫原性不同，分为 κ 型和 λ 型。②可变区(V 区)和恒定区(C 区)：在 Ig 分子 N 端，占轻链约 1/2 和重链 1/4 或 1/5，氨基酸的组成和排列顺序随抗体特异性不同而变化较大，称为 V 区。V 区是 Ig 与相应抗原(决定簇)结合的部位，决定了抗体与抗原结合的特异性。V 区又可分为高变区和骨架区。在 Ig 分子 C 端，占轻链约 1/2 和重链约 3/4 或 4/5，氨基酸的组成和排列顺序比较恒定，称为 C 区。此外，有些免疫球蛋白还具有其他成分：①连接链(J 链)：主要功能是将单体免疫球蛋白分子连接成多聚体；②分泌片(SP)：是分泌型 IgA(sIgA)的一个辅助成分。

2. 免疫球蛋白的功能区及其功能　①VH 和 VL 是与抗原特异性结合的部位；②CH1 和 CL 为遗传标记所在；③CH2(IgG)和 CH3(IgM)是补体结合点所在，参与活化补体；④IgG 的 CH3 和 IgE 的 CH2 与 CH3 有结合细胞表面相应受体的作用，可介导多种生物学效应。

铰链区位于 CH1 与 CH2 之间，富含脯氨酸，易伸展弯曲，有利于 V 区与抗原决定簇互补性结合；有利于暴露补体结合点；对蛋白酶敏感。

3. 免疫球蛋白的水解片段　①木瓜蛋白酶水解片段：IgG 在木瓜蛋白酶作用下得到 2 个 Fab(抗原结合片段)和 1 个 Fc(可结晶片段)。②胃蛋白酶水解片段：IgG 在胃蛋白酶作用下得到 1 个 F(ab')$_2$ 和若干个 pFc'(无活性)。

(三)五类免疫球蛋白的特性与功能

1. IgG ①血清中主要的抗体成分,易扩散,半衰期长;②出生后 3 个月开始合成,3～5 岁时接近成人水平;③大多数抗菌、抗病毒、抗毒素抗体都属于 IgG 类;④唯一能通过胎盘的抗体,发挥自然被动免疫功能;⑤具有激活补体的能力;⑥具有调理吞噬和介导 ADCC 作用;⑦参与Ⅱ、Ⅲ型超敏反应及某些自身免疫病。

2. IgM ①五聚体,分子量最大,又称巨球蛋白;②个体发育中最先出现,胚胎晚期即能产生,脐带血 IgM 升高提示胎内感染;③抗原初次刺激机体时,是体内最先产生的 Ig,血清 IgM 升高说明有近期感染;④属高效能抗体,其调理吞噬和激活补体作用比 IgG 强;⑤天然血型抗体是 IgM;⑥单体 IgM 以膜结合型(mIgM)构成 B 细胞抗原受体(BCR);⑦参与Ⅱ、Ⅲ型超敏反应及某些自身免疫病。

3. IgA ①分为单体的血清型和二聚体的分泌型 IgA;②sIgA 主要由黏膜相关淋巴组织产生,是机体黏膜局部抗感染免疫的重要因素;③初乳中的 sIgA 可对婴幼儿发挥自然被动免疫作用。

4. IgD ①血清中含量低,其生物学作用尚不清楚;②mIgD 是 B 细胞分化成熟的标志,成熟 B 细胞同时表达 mIgM 和 mIgD。

5. IgE ①是血清中含量最低的 Ig;②主要由呼吸道、胃肠道黏膜固有层浆细胞产生;③属亲细胞抗体,可与肥大细胞、嗜碱性粒细胞表面 FcεR 结合,介导Ⅰ型超敏反应。

(四)免疫球蛋白的生物学作用

1. 识别并特异性结合抗原 具有中和外毒素、抗病毒感染、抑制细菌黏附等作用。

2. 激活补体 IgG1～IgG3、IgM 与抗原结合形成复合物,激活补体经典途径。凝聚的 IgG4、IgA 和 IgE 可激活补体旁路途径。

3. 结合 Fc 受体 ①调理作用:是指抗体如 IgG 的 Fc 段与中性粒细胞、巨噬细胞上的 IgG Fc 受体(FcγR)结合,从而增强吞噬细胞对细菌等颗粒性抗原的吞噬作用。②抗体依赖性细胞介导的细胞毒作用(ADCC):是指具有杀伤活性的细胞(如 NK 细胞等)通过其表面表达的 Fc 受体识别结合于靶细胞(如病毒感染细胞或肿瘤细胞)上的抗体 Fc 段,从而杀伤靶细胞。③介导Ⅰ型超敏反应:IgE 的 Fc 段与肥大细胞和嗜碱性粒细胞表面 Fc 受体结合,靶细胞合成和释放生物活性介质,引起Ⅰ型超敏反应。

4. 穿过胎盘和黏膜 IgG 可通过胎盘;sIgA 可穿过呼吸道、胃肠道和泌尿生殖道黏膜,参与黏膜局部免疫。

(五)人工制备抗体的类型

1. 多克隆抗体(pAb) 用普通抗原免疫动物所获得的抗体,由于抗原含多种抗原决定簇,同时刺激多个 B 细胞克隆产生抗体,所获得的抗体是包括多种特异性抗体的混合物,称为多克隆抗体。

2. 单克隆抗体(mAb) 由一个识别一种抗原决定簇的 B 细胞克隆所产生的均一性抗体,称为单克隆抗体。通常采用小鼠 B 细胞与骨髓瘤细胞形成的杂交瘤细胞来制备。优点是特异性强,效价高,可大量生产。

3. 基因工程抗体(又称重组抗体) 借助 DNA 重组技术和蛋白质工程技术,根据不同的目的在基因水平上对免疫球蛋白分子进行切割、拼接或修筛,重新组装成为新型抗体分子。

【测试题】

(一)选择题

A1 型题

1. 由五个单体构成的免疫球蛋白是
    A. IgG
    B. IgE
    C. sIgA
    D. IgM
    E. IgD

2. IgG Fab 段的功能是
    A. 与抗原结合
    B. 激活补体
    C. 结合巨噬细胞
    D. 与透过胎盘有关
    E. 以上都是

3. 天然 ABO 血型抗体为
    A. sIgA
    B. IgM
    C. IgD
    D. IgE
    E. IgG

4. J 链存在于哪一类 Ig 分子结构中
    A. IgG1
    B. IgD
    C. IgM
    D. IgE
    E. IgG4

5. 抗体与抗原结合有关的部分是
    A. 重链的 C 区
    B. 轻链的 V 区
    C. 重链的 V 区
    D. 重链和轻链的 V 区
    E. Fc 片段

6. 能与肥大细胞结合的 Ig 是
    A. IgA
    B. IgD
    C. IgE
    D. IgG
    E. IgM

7. 血清中含量最高的 Ig 是
    A. IgM
    B. IgA
    C. IgE
    D. IgD
    E. IgG

8. 用木瓜蛋白酶可将 IgG 分子水解成
    A. F(ab')$_2$ 和 pFc'
    B. F(ab')$_2$
    C. 2Fab 和 Fc
    D. 2Fab 和 pFc'
    E. Fc

9. 用胃蛋白酶可将 IgG 分子水解成
    A. F(ab')$_2$
    B. Fc
    C. F(ab')$_2$ 和 pFc'
    D. 2Fab 和 Fc
    E. 2Fab 和 pFc'

10. IgG 分子中能与巨噬细胞上 Fc 受体结合的功能区是
    A. VL
    B. VH
    C. CH2
    D. CH3
    E. CH1

11. Ig 分子的 Fab 段
    A. 透过胎盘
    B. 激活补体
    C. 重链和轻链的 V 区组成
    D. 固定于组织细胞
    E. 结合抗原

12. 独特型决定基存在于 Ig 分子的
    A. 重链 C 区
    B. 轻链 C 区
    C. 重链 V 区
    D. 重链和轻链 V 区
    E. 整个 Fab 段

13. 下列关于木瓜蛋白酶裂解 IgG 的叙述,不正确的是
    A. Fab 段是二价的
    B. Fc 段包含了部分重链
    C. Fab 段包含了轻链和部分重链
    D. Fc 段可作用于某些淋巴细胞受体

E. Fab 段可与抗原结合

14. 寄生虫感染时人体哪类免疫球蛋白明显升高
    A. IgG　　　　B. IgA　　　　C. IgM　　　　D. IgD　　　　E. IgE

15. 人的 IgG 给家兔注射，不能诱导针对以下哪部分的抗体产生
    A. κ 型轻链　　　　　　B. λ 型轻链　　　　　　C. γ 型重链
    D. IgG Fc 段　　　　　E. J 链

16. 哪种抗体不能从母体传递给胎儿
    A. IgG2 破伤风抗毒素　　B. sIgA　　　　　　C. IgG1 抗 Rh 抗体
    D. IgM　　　　　　E. IgG4 抗胰岛素抗体

17. 分泌型 IgA 有很强的抗蛋白水解酶的作用，其原因是
    A. 分泌片结合在铰链区周围　　　B. 分泌型二聚体的特性
    C. IgA 分子 Fc 段的特性　　　　D. 分泌片的抗蛋白酶活性
    E. J 链的作用

18. 对免疫球蛋白分型的特异抗原决定簇存在于
    A. J 链　　　B. L 链　　　C. H 链　　　D. T 链　　　E. 分泌片

19. IgG 重链铰链区位于
    A. 在 CH1 链内　　　　　　B. 在 CH1 和 CH2 之间
    C. 在 CH2 和 CH3 之间　　　D. 在 CH3 和 CH4 之间
    E. 在 VH 和 CH1 之间

20. 下列哪个的氨基酸序列决定了抗体分子的独特型
    A. L 链的可变区　　　　　　B. H 链的恒定区
    C. H 链和 L 链的恒定区　　　D. H 链和 L 链的可变区
    E. H 链和 L 链的超变区

21. 关于 IgG 的描述正确的是
    A. 重链亚类共有两个
    B. 轻链有四个
    C. 由 α 重链组成
    D. IgG 的一条重链和轻链的分子结构与其另一半是对称的
    E. 以上均对

22. 以下 Ig 重链的稳定区有 4 个功能区的是
    A. IgD 和 IgM　　　　B. IgA 和 IgM　　　　C. IgD 和 IgA
    D. IgM 和 IgE　　　　E. IgA 和 IgE

23. 抗毒素多属于
    A. IgG　　　　B. IgM　　　　C. IgA
    D. IgE　　　　E. IgD

24. 五类 Ig 的分类依据是根据
    A. V 区不同　　　　B. H 链和 L 链不同　　　　C. H 链不同
    D. L 链不同　　　　E. H 链和 L 链的二硫键数目不同

25. Ig 分型和亚型的依据是
    A. VL 抗原特异性不同　　　　　　B. VH 抗原特异性不同

C. CL 抗原特异性不同   D. CH 抗原特异性不同

E. CH 和 CL 抗原特异性不同

26. 下列说法正确的是

A. 免疫球蛋白就是抗体   B. 免疫球蛋白不是抗体

C. 免疫球蛋白与抗体无关   D. 抗体不一定是免疫球蛋白

E. 免疫球蛋白不一定是抗体,抗体都是免疫球蛋白

27. 有关 IgE 的叙述不正确的是

A. 血清中含量少   B. IL-4 可诱导该类 Ig 产生

C. 有亲细胞性   D. 有调理作用

E. 参与 I 型超敏反应

28. 单克隆抗体的特点是

A. 由杂交瘤细胞产生   B. 性质纯,高效价和高特异性

C. 识别一种抗原决定簇   D. 可用于肿瘤治疗

E. 以上都是

(二)填空题

1. 根据免疫球蛋白_____链的结构和抗原性的不同,将其分为五类,其中,产生最早、分子量最大的是_____;主要在黏膜局部发挥抗感染作用的是_____;在血清中含量最多的是_____;人 ABO 血型抗体为_____。

2. 如有宫内感染,脐血或胎盘血中升高的 Ig 是_____;通过被动免疫,胎儿和婴儿可从母体获得_____、_____两类 Ig。丙种球蛋白、抗毒素多属于_____。

3. 免疫球蛋白单体的基本结构是对称性高分子,由两条_____链、两条_____链经_____键连接而成。

4. IgG 抗体分子由链内二硫键折叠成六个_____。轻链有两型,即_____和_____。

(三)名词解释

1. 免疫球蛋白 2. 抗体 3. 单克隆抗体

(四)问答题

1. 试述 Ig 的基本结构、功能区及功能。

2. 试述分泌型 IgA 的结构、分布及主要功能。

3. 免疫球蛋白有哪些重要的生物学功能?

4. 试述五类免疫球蛋白的主要功能特点。

【参考答案】

(一)选择题

1. D   2. A   3. B   4. C   5. D   6. C   7. E   8. C   9. C   10. D
11. E   12. D   13. A   14. E   15. E   16. D   17. D   18. B   19. B
20. E   21. D   22. D   23. A   24. C   25. C   26. E   27. D   28. E

(二)填空题

1. 重链 IgM sIgA IgG IgM

2. IgM IgG sIgA IgG

3. 重链 轻链 二硫键

4. 功能区　κ　λ

(三)名词解释

答案见内容概要。

(四)问答题

答案见内容概要或教材。

（吴松泉）

▶ 第四章

补 体 系 统 ◀

【学习目标】

1. 掌握补体的概念及生物学作用。

2. 熟悉补体系统的组成、理化特性;补体系统的激活途径与特点。

3. 了解补体系统的调节。

【内容概要】

(一)补体系统的概念、组成和性质

1. **补体系统的概念** 补体是存在于人及脊椎动物血清和组织液中的一组经活化后具有酶活性的蛋白质。由30余种可溶性蛋白和膜结合蛋白共同构成补体系统。

2. **补体系统的组成** 按生物学功能可将补体分成3类:①补体固有成分,包括C1~C9、B因子、D因子、MBL、丝氨酸蛋白酶等;②补体调节蛋白,包括P因子、C1抑制物、I因子等;③补体受体,包括CR1~CR5等。

3. **补体系统的理化性质** 补体各成分大多为肝细胞合成,少量由单核-吞噬细胞和肠黏膜上皮细胞等合成,其化学成分均为糖蛋白,多数为β球蛋白。补体在血清中的含量相对稳定,C3含量最高,D因子含量最低。C1q分子量最大,D因子分子量最小。补体性质极不稳定,许多理化因素均能使补体灭活(如加热56℃,30分钟即可灭活补体)。临床上检查补体应采用新鲜血清。测定血清总补体的活性及单一补体成分含量,可辅助诊断某些疾病。

(二)补体系统的激活途径及特点

补体的激活按起始顺序可分为三条激活途径,补体三条激活途径的比较见表4-1。

表4-1 补体三条激活途径的比较

项目	经典途径	旁路途径	MBL途径
激活物	抗原抗体复合物	细菌脂多糖、酵母多糖、凝聚的IgA和IgG4等	病原微生物表面的半乳糖或甘露糖残基
补体成分	C1~C9	B、D、P因子 C3、C5~C9	MBL、MASP-1,2 C2~C9
所需离子	Ca^{2+},Mg^{2+}	Mg^{2+}	Ca^{2+},Mg^{2+}
C3转化酶	C$\overline{4b2b}$	C$\overline{3bBb}$	C$\overline{4b2b}$
C5转化酶	C$\overline{4b2b3b}$	C$\overline{3bBb3b}$	C$\overline{4b2b3b}$
作用	在特异性体液免疫应答的效应阶段发挥作用	参与非特异性免疫,在感染早期发挥作用	参与非特异性免疫,在感染早期发挥作用

1. 经典途径 又称传统途径,由抗原抗体复合物(IC)激活,从 C1 开始活化补体系统的途径。①识别阶段:即 IC 形成使抗体构象改变,Fc 段补体结合位点暴露,与 C1q 结合依次激活 C1r 与 C1s,形成 C1 酯酶。②活化阶段:活化的 C1s 分别作用于 C4 与 C2,裂解产生的 C4a、C2a 游离于液相,C2b 与 C4b 形成 $\overline{C4b2b}$(C3 转化酶),水解 C3 为 C3a、C3b。C3b 与 $\overline{C4b2b}$ 聚合形成 $\overline{C4b2b3b}$(C5 转化酶),进而裂解 C5 为 C5a、C5b。③攻膜阶段:C5b 与 C6、C7 形成 C5b67 复合物插入靶细胞细胞膜脂质双分子层中,再与 C8 结合形成 C56678 复合物,最后 12~18 个 C9 分子聚合形成 C5b6789n,即膜攻击复合体(MAC),使靶细胞形成直径 11nm 的小孔,使靶细胞溶解。

2. 旁路途径 又称替代途径,激活此途径的物质是细菌脂多糖、酵母多糖、凝聚的 IgA 和 IgG4 等。激活顺序是不经 C1、C4、C2,直接激活 C3,然后再激活 C5～C9。激活过程中形成的 C3 和 C5 转化酶分别是 $\overline{C3bBb}$、$\overline{C3nBb}$,当 C5 被裂解为 $\overline{C5a}$、$\overline{C5b}$,其后续成分的活化过程同经典途径。

3. MBL 途径 MBL(甘露聚糖结合凝集素)与细菌甘露糖残基结合,再与丝氨酸蛋白酶结合形成 MBL 相关的丝氨酸蛋白酶(MASP1、2),其生物学活性与活化的 C1q 相同,可依次裂解 C4 和 C2,其后的反应过程同经典途径。

(三)补体的生物学作用

1. 溶菌和溶解细胞作用 补体系统被激活后形成膜攻击复合物,引起靶细胞溶解,发挥抗感染作用。

2. 调理作用 C3b 通过氨基端与细菌等靶细胞结合,羧基端与含 C3b 受体的吞噬细胞结合,促进其对靶细胞的吞噬。

3. 炎症介质作用 C3a、C4a、C5a 与肥大细胞、嗜碱性粒细胞结合,激发细胞脱颗粒,释放生物活性介质引起炎症反应,并能吸引中性粒细胞、单核-吞噬细胞向炎症部位聚集,增强炎症反应。C2a 为补体激肽,能增强血管通透性,加重炎症反应。

4. 免疫黏附 C3b、C4b 一端与 IC 结合,另一端黏附于含 C3b、C4b 受体的红细胞、血小板,形成较大的聚合物,然后被吞噬细胞吞噬。

5. 免疫调节作用 C3b 可参与捕捉固定抗原,使抗原易被 APC 处理与提呈;C3b 与 B 细胞表面受体结合,促使 B 细胞增殖、分化为浆细胞;与 NK 细胞结合,增强对靶细胞的 ADCC 作用。

【测试题】

(一)选择题

A1 型题

1. 下列哪种反应与补体有关

   A. 凝集反应　　　　　　B. ADCC　　　　　　　C. 中和反应

   D. 溶细胞反应　　　　　E. 沉淀反应

2. 补体替代途径中不包括

   A. C3 裂解为 C3a 和 C3b　　　　　　B. C4 裂解为 C4a 和 C4b

   C. C5 裂解为 C5a 和 C5b　　　　　　D. 膜攻击复合物的形成

   E. 过敏毒素的产生

3. 下列哪一成分可刺激肥大细胞释放组胺

   A. C1q　　　B. C2b　　　C. C4b　　　D. C5a　　　E. C3b

4. 下列哪种物质可活化补体经典途径
    A. 抗原抗体复合物　　　B. B 因子　　　　　　　C. 凝聚的 IgA
    D. 脂多糖　　　　　　　E. $\overline{C4b2a}$

5. 吞噬细胞上的 CR1 受体与下列哪种成分的亲和力最大
    A. C3b　　　B. iC3b　　　C. C3dg　　　D. C3d　　　E. C3a

6. 遗传性血管神经性水肿与下列哪种因素有关
    A. C3a 和 C5a 合成过量　　　　　B. C1 抑制因子缺乏或功能缺陷
    C. 病人 IgE 水平过高　　　　　　D. C2、C4 水平常在正常范围内
    E. 常因吸入过敏原导致症状突然发生

7. 补体经典途径中各补体成分激活的顺序是
    A. C123456789　　　B. C124536789　　　C. C145236789
    D. C142356789　　　E. C124356789

8. 关于补体系统的描述,下列哪种说法不正确
    A. 经典和替代途径中均有 C3 参加　　B. 在免疫应答时其含量无明显变化
    C. 可以参与免疫溶血反应　　　　　　D. 可在某些免疫缺陷病人表现缺失
    E. 在抗原刺激时其含量明显升高

9. 在补体替代途径活化中,下列不正确的是
    A. 补体 C6、C7、C8 和 C9 不参与　　B. 产生 C3a 和 C5a
    C. 不需要免疫复合物　　　　　　　　D. 备解素是参与此反应的血清蛋白
    E. Mg^{2+} 参与

10. 在补体替代途径中 C3 转化酶是
    A. C1s　　B. $\overline{C4b2a}$　　C. $\overline{C3bBa}$　　D. $\overline{C3bBbP}$　　E. D 因子

11. 关于补体 C3 的描述,正确的是
    A. C3 在血清中含量比其他成分都多
    B. C3 既参与经典活化途径也参与旁路活化途径
    C. C3 裂解产物主要包括 C3a 和 C3b
    D. 在旁路活化途径中它是第一个成分
    E. 以上都正确

12. 若下列补体成分丢失,补体系统仍可经替代途径活化
    A. C1、2、3　　　B. 仅 C3　　　　C. C1、2、4
    D. C2、3、4　　　E. C5

13. 攻膜复合体是
    A. $C\overline{4b2b3b}$　　B. C5b6789n　　C. C4b3b
    D. $C\overline{3bBb}$　　E. $C\overline{4b2b}$

14. 人体内补体含量代偿性增高常见于
    A. 大面积烧伤　　　B. 肾病综合征　　　C. 结核病等传染病
    D. 系统性红斑狼疮　　E. 血清病

15. 有关补体的叙述,下列错误的是
    A. 分子量最大的成分是 C1q,最小的是 D 因子
    B. C5～C9 缺损者易发生奈瑟菌属感染

C. 多数补体成分以非活化形式存在

D. 加热 56℃ 30 分钟即失去活性

E. 活化补体必须有抗原抗体复合物

(二)填空题

1. 补体_____分子的_____亚单位可与抗原抗体复合物中的 IgG 的 Fc 段结合。

2. 补体经典途径中 C3 转化酶是_____,C5 转化酶是_____;旁路活化途径的 C3 转化酶是_____,C5 转化酶是_____。

3. 血清中含量最高的补体成分是_____,含量最少的是_____。

4. 能使补体灭活的温度是_____,作用时间_____分钟。

5. 激活的补体成分中_____、_____、_____具有趋化活性;_____可促进吞噬。

6. 经典激活途径整个过程可分为_____、_____、_____三个阶段。

(三)名词解释

1. 补体　2. 免疫黏附作用　3. 过敏毒素作用

(四)问答题

试述补体的主要生物学作用。

【参考答案】

(一)选择题

1. D　2. B　3. D　4. A　5. A　6. B　7. D　8. E　9. A　10. D

11. E　12. C　13. B　14. C　15. E

(二)填空题

1. C1　C1q

2. C$\overline{4b2b}$　C$\overline{4b2b3b}$　C$\overline{3bBb}$　C$\overline{3bnBb}$

3. C3　D 因子

4. 56℃　30

5. C3a　C5a　C567　C3b

6. 识别　活化　膜攻击

(三)名词解释

答案见内容概要。

(四)问答题

答案见内容概要。

（吴松泉）

第五章

免 疫 系 统 ◄

【学习目标】

1. 掌握免疫系统的组成及功能；T 细胞、B 细胞的主要特点；细胞因子的概念及种类。

2. 熟悉 T 细胞、B 细胞的分化及亚群，各免疫细胞的特点及功能。

3. 了解细胞因子的特点、生物学作用。

【内容概要】

（一）**免疫系统的组成**　见表 5-1。

表 5-1　免疫系统的组成

免疫器官		免疫细胞		免疫分子	
中枢免疫器官	外周免疫器官	固有免疫细胞	适应性免疫细胞	分泌型分子	膜型分子
胸腺	脾	吞噬细胞	T 淋巴细胞	免疫球蛋白	抗原受体
骨髓	淋巴结	树突状细胞	B 淋巴细胞	补体	MHC 分子
法氏囊（禽类）	黏膜相关淋巴组织	NK 细胞		细胞因子	CD 分子

（二）**T 细胞主要表面分子**

T 细胞主要表面分子及其作用见表 5-2。

表 5-2　T 细胞主要表面分子及其作用

膜表面分子	配体（或受体）	作　用
TCR	抗原肽-MHC 复合物	T 细胞抗原受体，特征性标志
CD3		稳定 TCR 及转导 T 细胞活化第一信号
CD4	MHC II 类分子	T 细胞辅助受体
CD8	MHC I 类分子	T 细胞辅助受体
CD28	B7-1/B7-2	转导 T 细胞活化第二信号
CD2	LFA-3(CD58)	参与 T 细胞的活化
CD40L	CD40	B 细胞活化的协同刺激分子
PHA 受体	PHA	促进 T 细胞增殖，用于检测 T 细胞的功能

（三）**T 细胞亚群**

1. 按分化抗原（CD 抗原）的不同　分为 CD4$^+$T 细胞和 CD8$^+$T 细胞。

2. 按 TCR 类型不同　分为 TCRαβ 和 TCRγδ 两类 T 细胞。

3. 按功能不同 分为辅助性 T 细胞、细胞毒性 T 细胞、抑制性 T 细胞和介导迟发型超敏反应的 T 细胞等。

4. 按对抗原的应答不同 分为初始 T 细胞、效应 T 细胞和记忆性 T 细胞。

(四)B 细胞主要表面分子

B 细胞主要表面分子及其作用见表 5-3。

表 5-3 B 细胞主要表面分子及其作用

膜表面分子	配体	作用
BCR	抗原分子表面的抗原决定簇	B 细胞抗原受体
CD79a/CD79 b		稳定 BCR 及传递抗原识别信号
CD80/CD86	CD28	在 T 细胞活化中起协同刺激作用
CD40	CD40L	提供 B 细胞活化的协同刺激信号

(五)NK 细胞

NK 细胞不需抗原预先刺激,即能杀伤靶细胞。NK 细胞有 IgG 的 Fc 受体,当靶细胞膜上的抗原与抗体 IgG 特异性结合时,NK 细胞通过其 Fc 受体与 IgG 结合,触发对靶细胞的杀伤作用,即抗体依赖性细胞介导的细胞毒作用(ADCC)。

(六)单核-吞噬细胞的主要功能

单核-吞噬细胞的主要功能有:①吞噬作用;②处理抗原、提呈抗原信息;③分泌多种生物活性物质,参与免疫应答的调节。

【测试题】

(一)选择题

A1 型题

1. 属于中枢免疫器官的是
   A. 脾　　　　　　　　B. 肝脏　　　　　　　　C. 胸腺
   D. 淋巴结　　　　　　E. 散在淋巴组织

2. 人类 B 细胞分化成熟的器官是
   A. 骨髓　　B. 胸腺　　C. 法氏囊　　D. 脾　　E. 淋巴结

3. T 细胞主要位于淋巴结的
   A. 深皮质区　　　　　B. 淋巴小结　　　　　C. 浅皮质区
   D. 髓索　　　　　　　E. 髓窦

4. 受抗原刺激后可增殖分化的细胞是
   A. APC　　　　　　　B. 嗜碱性粒细胞　　　　C. NK 细胞
   D. T 细胞与 B 细胞　　E. DC

5. 与 $CD4^+$ T 细胞活化第 2 信号产生密切相关的膜分子之间的作用是
   A. CD40 与 CD40L 之间的作用　　B. CD8 与 MHCI 类分子之间的作用
   C. CD4 与 MHCⅡ类分子之间的作用　　D. CD28 与 B7 分子之间的作用
   E. TCR 与 CD3 分子之间的作用

6. Tc 细胞(CTL)表面具有鉴定意义的标志是
   A. CD8 分子　　B. CD4 分子　　C. CD3 分子　　D. CD80 分子　　E. CD86 分子

7. Th 细胞表面具有鉴别意义的标志是
   A. CD2 分子　　　　　　B. CD3 分子　　　　　　C. CD4 分子
   D. CD5 分子　　　　　　E. CD8 分子

8. 表达低亲和性 IgG Fc 受体(CD16$^+$),具有 ADCC 作用的细胞是
   A. Th 细胞　　　　　　B. 肥大细胞　　　　　　C. B 细胞
   D. NK 细胞　　　　　　E. CTL 细胞

9. B 细胞抗原识别受体是
   A. TCR　　　B. CR2　　　C. CD3　　　D. FcR　　　E. mIg

10. 未成熟 B 细胞表达的膜免疫球蛋白是
    A. mIgG　　B. mIgM　　C. mIgA　　D. mIgD　　E. mIgE

11. 与 mIg 共同组成 BCR 复合体的 CD 分子是
    A. CD3 和 CD2　　　　B. CD79a 和 CD79b　　　　C. CD19 和 CD21
    D. CD40 和 CD40L　　E. CD80 和 CD86

B 型题

(12～14 题共用备选答案)
   A. 胸腺　　　B. 骨髓　　　C. 腔上囊　　　D. 淋巴结　　　E. 脾

12. 鸟类 B 细胞成熟的场所是

13. T 细胞成熟的场所是

14. 人类 B 细胞成熟的场所是

(15～17 题共用备选答案)
   A. T 细胞　　　　　　B. B 细胞　　　　　　C. NK 细胞
   D. LAK 细胞　　　　　E. 单核-吞噬细胞

15. 依赖 IL-2 活化,具有广谱的抗肿瘤作用的是

16. 无吞噬作用,但不需抗原预先刺激即能杀伤靶细胞的是

17. 具有吞噬作用并能提呈抗原的是

(18～21 题共用备选答案)
   A. CD3　　　B. CD4　　　C. CD8　　　D. CD28　　　E. CD40

18. 与 TCR 形成稳定的复合物结构的是

19. 为 T 细胞提供重要的协同刺激信号的是

20. 在 B 细胞活化中起协同刺激作用的是

21. 与 MHC Ⅱ类分子 Ig 样区结合的是

(二)填空题

1. 免疫器官按其发生和功能不同可分为_____和_____,前者是免疫活性细胞_____的场所;后者是免疫活性细胞_____的场所,也是发生免疫应答的重要部位。

2. 免疫活性细胞包括_____和_____两种。前者又称为_____,后者又称为_____。

3. 外周免疫器官包括_____、_____、_____。

4. TCR 的结构为异二聚体,组成 TCR 的肽链有_____、_____、_____和_____四种。据此可将 T 细胞分为_____及_____两种类型。

5. CD28 分子的配体是_____。

6. T 细胞按 CD 抗原的不同分为_____和_____两大类。

7. 哺乳动物没有法氏囊,其 B 淋巴细胞在_____中发育成熟。

8. BCR 复合物是由_____与_____借非共价键连接组成。

9. B 细胞的三个主要功能是_____、_____和_____。

10. NK 细胞表达 CD16$^+$,为低亲和性_____受体,因此具有_____作用。

11. 专职抗原提呈细胞主要包括_____、_____和_____。

12. 根据细胞因子的主要特性和功能,可将其分为六类,即 _____、_____、_____、_____、_____和_____。

(三)名词解释

1. 免疫细胞　2. 抗原提呈细胞　3. ADCC　4. 细胞因子

(四)问答题

1. 简述免疫系统的组成与功能。

2. 列表说明 T 细胞的主要膜分子及意义。

3. 列表说明 B 细胞的主要膜分子及意义。

4. 简述单核-吞噬细胞的主要功能。

5. 简述细胞因子的生物学活性。

【参考答案】

(一)选择题

1. C　2. A　3. A　4. D　5. D　6. A　7. C　8. D　9. E　10. B
11. B　12. C　13. A　14. B　15. D　16. C　17. E　18. A　19. D
20. E　21. B

(二)填空题

1. 中枢免疫器官　外周免疫器官　成熟　定居

2. T 细胞　B 细胞　胸腺依赖性淋巴细胞　骨髓依赖性淋巴细胞

3. 淋巴结　脾　散在淋巴组织

4. α　β　γ　δ　TCRαβ　TCRγδ

5. B7

6. CD4$^+$T 细胞　CD8$^+$T 细胞

7. 骨髓

8. mIg　CD79a(Igα)/CD79b(Igβ)

9. 产生抗体　提呈抗原　分泌细胞因子参与免疫应答

10. IgGFc　ADCC

11. 单核-吞噬细胞　树突状细胞　B 细胞

12. 白细胞介素　干扰素　肿瘤坏死因子　生长因子　集落刺激因子　趋化性细胞因子

(三)名词解释

答案见教材。

(四)问答题

答案见内容概要或教材。

(曹德明)

▶ **第六章**

主要组织相容性复合体 ◀

【学习目标】

1. 掌握主要组织相容性复合体的概念。

2. 熟悉主要组织相容性复合体的基因组成;HLA 分子的分布与功能;HLA 在医学上的意义。

3. 了解 MHC 的遗传特征。

【内容概要】

(一)主要组织相容性复合体(MHC)

MHC 是各种哺乳动物都拥有的编码主要组织相容性抗原的基因群。人类的 MHC 称 HLA 复合体,其产物称 HLA 分子或 HLA 抗原。

(二)HLA 复合体

HLA 复合体位于人类第 6 号染色体的短臂上,分为三个区:①HLA-Ⅰ类基因区,包括 A、B、C 等功能基因,其表达的产物为 HLA-Ⅰ类分子的重链(α 链);②HLA-Ⅱ类基因区,主要的基因有 DP、DQ 和 DR 三个亚区,其表达的产物组成 HLA-Ⅱ类分子;③HLA-Ⅲ类基因区,其产物为 C2、C4 等补体成分。

(三)HLA 分子的分布

HLA-Ⅰ类分子广泛分布于各组织的有核细胞表面;HLA-Ⅱ类分子主要表达于 B 细胞、单核-吞噬细胞、树突状细胞等抗原提呈细胞和活化的 T 细胞表面。

(四)HLA 分子的主要功能

HLA 分子的主要功能包括:①参与对抗原的处理和提呈。无论是外源性抗原还是内源性抗原,都需经过不同途径的加工处理后,与 HLA 分子结合成复合体,并转移到细胞表面再呈递给 T 细胞。②参与免疫细胞间相互作用。在免疫应答过程中,具有同一 MHC 表型的免疫细胞才能有效地相互作用,这一现象称为 MHC 限制性。如 Mφ-Th 相互作用受 HLA-Ⅱ类分子约束,Tc-靶细胞间相互作用受 HLA-Ⅰ类分子约束。③参与 T 细胞分化过程。④参与对免疫应答的遗传控制。⑤引起移植排斥反应。

(五)HLA 在医学上的意义

HLA 在医学上的意义有:①同种异体器官或细胞移植的成败,主要取决于供、受者之间 HLA 型别相匹配的程度;②肿瘤细胞表面 HLA-Ⅰ类分子表达降低或缺失,可致使肿瘤细胞逃脱免疫监视;③在某些自身免疫性疾病中,可出现异常表达 HLA-Ⅱ类分子的靶细胞;④某些疾病的发生与一些特殊型别的 HLA 抗原检出率相关;⑤HLA 基因型和(或)表型的检测,已成为法医学上个体识别和亲子鉴定的重要手段。

【测试题】

(一)选择题

A1 型题

1. 关于 HLA-Ⅰ类分子的叙述,下列正确的是
    A. HLA-Ⅰ类分子的肽链均为 MHC 编码
    B. 参与 B 淋巴细胞的发育
    C. 为 2 条相同的重链和 2 条相同的轻链组成的四肽链结构
    D. 参与外源性抗原的提呈
    E. HLA-Ⅰ类分子的重链由第 6 号染色体短臂 HLA 复合体编码

2. HLA-Ⅰ类分子存在于
    A. 所有白细胞表面
    B. B 细胞、巨噬细胞和活化 T 细胞表面
    C. 主要脏器组织细胞表面
    D. 有核细胞和血小板表面
    E. 淋巴细胞表面

3. 静止 T 细胞所表达的 HLA 分子是
    A. HLA-Ⅰ、Ⅱ、Ⅲ类分子
    B. HLA-Ⅰ、Ⅱ类分子
    C. HLA-Ⅰ、Ⅲ类分子
    D. HLA-Ⅱ类分子
    E. HLA-Ⅰ类分子

4. 不表达 HLA-Ⅰ类分子的细胞是
    A. T 淋巴细胞
    B. B 淋巴细胞
    C. 中性粒细胞
    D. 上皮细胞
    E. 成熟红细胞

5. 不表达 HLA-Ⅱ类分子的细胞是
    A. 中性粒细胞
    B. 活化的 Th 细胞
    C. 巨噬细胞
    D. B 细胞
    E. 树突状细胞

6. 人类 MHC 定位于
    A. 第 17 号染色体
    B. 第 6 号染色体
    C. 第 9 号染色体
    D. 第 2 号染色体
    E. 第 15 号染色体

7. MHC 限制性表现在
    A. 巨噬细胞对病原体的吞噬作用
    B. ADCC 作用
    C. Tc 细胞对靶细胞的识别和杀伤作用
    D. B 细胞对 TI 抗原的识别过程
    E. 补体依赖的细胞毒作用

8. 为病人做器官移植进行 HLA 配型时,下列供者中最理想的是
    A. 病人父母
    B. 病人妻子
    C. 病人同胞兄弟姐妹
    D. 病人子女
    E. 病人同卵双生兄弟姐妹

9. 当细胞癌变时,其表面 HLA 表达的变化是
    A. HLA-Ⅰ类分子显著减少
    B. HLA-Ⅰ类分子显著增加
    C. HLA-Ⅱ类分子显著减少
    D. HLA-Ⅱ类分子显著增加
    E. HLA-Ⅰ类分子和Ⅱ类分子均显著减少

10. 58%～97%强直性脊柱炎患者带有下列哪种 HLA 抗原

    A. HLA-CW6   B. HLA-B8   C. HLA-B27

    D. HLA-B7   E. HLA-B35

B 型题

(11～12 题共用备选答案)

    A. 成熟红细胞   B. 淋巴细胞   C. 血小板

    D. 树突状细胞   E. 胸腺上皮细胞

11. 可表达 HLA-Ⅰ类分子的无核细胞是

12. 不表达 MHC-Ⅰ和 MHC-Ⅱ类分子的细胞是

(13～15 题共用备选答案)

    A. HLA-B27   B. HLA-DR2   C. HLA-DR3

    D. HLA-DR4   E. HLA-DR5

13. 与人类强直性脊柱炎相关联的是

14. 与类风湿关节炎相关联的是

15. 与系统性红斑狼疮相关联的是

(二)填空题

1. 人的 MHC 称为_____,定位于_____号染色体。

2. 经典 HLA-Ⅰ类基因包括_____、_____、_____三个座位,经典 HLA-Ⅱ类基因由_____、_____、_____三个亚区组成。

3. MHC-Ⅰ类分子的主要功能是提呈_____;MHC-Ⅱ类分子的主要功能是提呈_____。

4. 人类器官移植成败的关键之一在于供、受体_____等位基因的匹配程度,两者差异越_____,成功率越高。

(三)名词解释

1. 主要组织相容性复合体   2. MHC 的多态性   3. MHC 的限制性

(四)问答题

1. 简述 HLA 复合体基因结构。

2. HLA-Ⅰ类和Ⅱ类分子在分布上有何不同?

3. 简述 HLA 分子的功能。

4. 简述 HLA 在医学上的意义。

【参考答案】

(一)选择题

1. E   2. D   3. E   4. E   5. A   6. B   7. C   8. E   9. A   10. C

11. C   12. A   13. A   14. D   15. C

(二)填空题

1. HLA 复合体   第 6

2. B C A DP DQ DR

3. 内源性抗原肽   外源性抗原肽

4. HLA   小

(三)名词解释

答案见内容概要或教材。

(四)问答题

答案见内容概要。

（曹德明）

▶ 第七章

免疫应答 ◀

【学习目标】

1. 掌握抗体产生的规律及其意义；免疫应答的生物学效应。

2. 熟悉免疫应答的概念、类型、基本过程与特点。

3. 了解免疫耐受的形成机制与特点。

【内容概要】

(一)免疫应答的概念

免疫应答是指机体识别和清除抗原性异物的全过程。包括抗原提呈细胞对抗原的摄取、处理及提呈，免疫活性细胞对抗原的识别及自身活化、增殖、分化，以及产生的特异性免疫效应。

(二)免疫应答的基本过程

1. 抗原提呈和识别阶段　指 APC 对抗原的摄取、处理和提呈，以及免疫活性细胞对抗原的识别。

2. 活化、增殖和分化阶段　指 T 细胞和 B 细胞接受抗原刺激后，活化、增殖和分化，产生抗体和效应 T 细胞的阶段。

3. 效应阶段　指抗体和效应 T 细胞与相应抗原发生特异性结合，发挥清除抗原及调节免疫应答作用的阶段。

(三)B 细胞对 TD 抗原的免疫应答

1. 抗原提呈和识别阶段　①外源性 TD-Ag 进入体内后，由 APC 加工形成稳定的抗原肽-MHC Ⅱ 类分子复合物；②Th 细胞 TCR 识别抗原肽，而 CD4 分子识别 MHC-Ⅱ 类分子；③B 细胞以 BCR 识别并结合特异性抗原。

2. 活化、增殖和分化阶段　①Th 细胞识别抗原肽-MHC-Ⅱ 类分子复合物后，产生 T 细胞活化的第一信号，APC 表面协同刺激分子与 T 细胞表面协同刺激分子结合，产生 T 细胞活化第二信号，在细胞因子参与下，Th 细胞活化、增殖，并高表达 CD40L。②B 细胞的 BCR 识别并结合抗原肽，产生 B 细胞活化第一信号，活化的 T 细胞表面表达的 CD40L 与 B 细胞表面的 CD40 结合，与其他协同刺激分子共同提供 B 细胞活化的第二信号。在细胞因子的参与下，B 细胞活化、增殖、分化为浆细胞。

3. 效应阶段　浆细胞合成并分泌抗体，分泌至体液中的抗体与相应抗原结合后发挥多种生物学效应。

(四)抗体产生的一般规律

抗体产生的一般规律见表 7-1。

表 7-1 抗体产生的一般规律

	初次应答	再次应答
潜伏期	长（5～10 天）	短（2～3 天）
抗体浓度	较低	较高
抗体维持时间	短	长
抗体亲和力	较低	较高
抗体的类别	IgM 为主	IgG 为主

(五)CD4$^+$Th1 的作用

CD4$^+$Th1 细胞主要是通过合成细胞因子发挥免疫效应（表 7-2）。

表 7-2 CD4$^+$Th1 细胞合成的主要细胞因子及作用

细胞因子	作　用
IFN-γ	①增强巨噬细胞等 MHC-Ⅱ/Ⅰ类分子的表达，提高抗原提呈能力 ②活化单核-吞噬细胞，增强其吞噬杀菌能力 ③活化 NK 细胞，增强其杀瘤和抗病毒作用，提高机体免疫监视功能
IL-2	①刺激 CD8$^+$Tc 细胞增殖分化为效应 Tc 细胞 ②刺激 CD4$^+$Th 细胞增殖分化，分泌 IL-2、TNF-β 和 IFN-γ ③增强 NK 细胞、巨噬细胞杀伤活性 ④诱导 LAK 细胞的抗肿瘤活性
TNF-β	①产生炎症作用和杀伤靶细胞 ②抗病毒作用 ③激活中性粒细胞、巨噬细胞，释放 IL-1、IL-6、IL-8 等细胞因子

(六)CD8$^+$Tc(CTL)细胞的作用

1. 使靶细胞裂解　①Tc 细胞特异性识别、结合靶细胞；②Tc 细胞释放穿孔素和颗粒酶；③靶细胞膜上出现大量小孔，水分子通过小孔进入细胞质，颗粒酶也可通过穿孔素形成的孔道进入靶细胞，导致靶细胞裂解死亡。

2. 使靶细胞凋亡　Tc 细胞活化后大量表达 FasL，FasL 和靶细胞表面的 Fas 分子结合，引发死亡信号的逐级转导，最终激活内源性 DNA 内切酶，使 DNA 断裂，导致靶细胞死亡。

【测试题】

(一)选择题

A1 型题

1. 下列细胞间作用受 MHC-Ⅰ类分子限制的是
   A. APC 与 Th 细胞　　　B. NK 细胞与靶细胞　　　C. Th 细胞与 Ts 细胞
   D. Tc 细胞与靶细胞　　　E. Th 细胞与 B 细胞

2. 传递 TCR 识别抗原信号的是
   A. CD2　　　B. CD3　　　C. Igα/Igβ
   D. mIg　　　E. MHC-Ⅰ/MHC-Ⅱ类分子

3. 免疫应答过程不包括
   A. T 细胞在胸腺内的分化成熟　　　　B. B 细胞对抗原的特异性识别
   C. 巨噬细胞对抗原的处理和提呈　　　　D. T 细胞和 B 细胞的活化、增殖和分化
   E. 效应细胞和效应分子的产生和作用

4. 特异性细胞免疫的效应细胞是
   A. Th1、Th2　　　　　　　　B. Th1、Tc　　　　　　　　C. Th1、Ts
   D. Th2、Tc　　　　　　　　E. Th2、Ts

5. 产生 CD4$^+$T 细胞活化第 2 信号的主要分子是
   A. CD8 与 MHC- I 类分子　　B. CD2 与 IgG　　　　　C. CD4 与 MHC- II 类分子
   D. CD28 与 B7　　　　　　E. TCR 与 CD3

6. 下列关于 Tc 细胞杀伤靶细胞的提法,正确的是
   A. Tc 细胞无须与靶细胞接触　　　　　B. 靶细胞被溶解时,Tc 同时受损
   C. Tc 细胞具有特异性杀伤作用　　　　D. 穿孔素诱导靶细胞凋亡
   E. 一个 Tc 细胞只能杀伤一个靶细胞

7. FasL 可表达于
   A. 活化中性粒细胞表面　　B. 活化巨噬细胞表面　　C. 活化 T 细胞表面
   D. 活化 B 细胞表面　　　　E. LAK 细胞表面

8. 可表达 CD40L 的淋巴细胞是
   A. 静息 T 细胞　　　　　B. 静息 B 细胞　　　　　C. 活化 B 细胞
   D. 活化 T 细胞　　　　　E. 活化 NK 细胞

9. 下列抗原中,属 TI-2 抗原的是
   A. 肺炎球菌荚膜多糖　　B. 细菌脂多糖　　　　　C. 白喉毒素
   D. 结核菌素　　　　　　E. 卵白蛋白

10. 抗体初次应答的特点是
   A. 抗体以 IgG 类为主　　B. 抗体亲和力较高　　C. 抗体浓度上升较快
   D. 抗体浓度上升较慢　　E. 抗体产生潜伏期较短

11. 可产生免疫记忆的细胞是
   A. 巨噬细胞　　　　　　B. 中性粒细胞　　　　C. T 细胞和 B 细胞
   D. 肥大细胞　　　　　　E. NK 细胞

12. 关于抗原对免疫应答的调节作用,错误的是
   A. 抗原的存在是免疫应答发生的前提
   B. 抗原在体内耗尽,免疫应答将停止
   C. 一定范围内应答水平与抗原的量呈正相关
   D. 抗原的量与免疫应答发生与否无关
   E. 抗原的性质对免疫应答有重要影响

13. 最易导致免疫耐受的抗原注射途径是
   A. 皮内注射　　　　　　B. 皮下注射　　　　　C. 静脉注射
   D. 肌内注射　　　　　　E. 腹腔注射

14. 最易导致诱导耐受的时期是
   A. 胚胎期　　　　　　　B. 新生儿期　　　　　C. 儿童期

D. 青年期　　　　　　　E. 老年期

B 型题

(15～18 题共用备选答案)

　　A. CD2　　　B. CD4　　　C. CD8　　　D. CD28　　　E. CD40L

15. B 细胞上 B7 相应的配体分子是

16. B 细胞上 CD40 相应的配体分子是

17. 与 MHC-Ⅰ类分子结合的是

18. 与 MHC-Ⅱ类分子结合的是

(19～20 题共用备选答案)

　　A. IgM　　　B. IgA　　　C. IgD　　　D. IgE　　　E. IgG

19. 初次应答产生的抗体主要是

20. 再次应答产生的抗体主要是

(21～22 题共用备选答案)

　　A. $CD4^+$ Th1 细胞　　　B. $CD8^+$ 效应 Tc 细胞　　　C. 中性粒细胞

　　D. 活化的巨噬细胞　　　E. NK 细胞

21. 能特异性杀伤病毒感染细胞的是

22. 能分泌细胞因子使巨噬细胞活化的是

(二)填空题

1. 免疫应答的基本过程包括＿＿＿＿、＿＿＿＿、＿＿＿＿三个阶段。

2. 免疫应答的基本类型可分为由＿＿＿＿介导的＿＿＿＿免疫应答和由＿＿＿＿介导的＿＿＿＿免疫应答。

3. 对 TD 抗原的体液免疫应答,参与的细胞主要有＿＿＿＿、＿＿＿＿和＿＿＿＿。

4. 细胞免疫应答中,产生免疫效应的 T 细胞是＿＿＿＿细胞和＿＿＿＿细胞。

5. T 细胞活化第二信号主要是由 APC 表面＿＿＿＿分子与 T 细胞表面＿＿＿＿分子相互作用产生的。

6. Th 细胞活化第一信号是通过 APC 细胞表面的＿＿＿＿与 Th 细胞表面的＿＿＿＿结合作用后产生的。

7. $CD4^+$ Th1 细胞释放的细胞因子主要有＿＿＿＿、＿＿＿＿和＿＿＿＿。

8. 效应 Tc 细胞产生的介导细胞毒效应的物质主要包括＿＿＿＿、＿＿＿＿和＿＿＿＿。

9. 效应 Tc 细胞攻击靶细胞具有＿＿＿＿特异性,并受＿＿＿＿分子限制。

10. 免疫耐受是指机体对某种抗原的＿＿＿＿性无应答状态。

11. 影响免疫耐受形成的抗原因素包括＿＿＿＿、＿＿＿＿、＿＿＿＿。

(三)名词解释

1. 免疫应答　2. 初次应答　3. 再次应答　4. 免疫调节　5. 免疫耐受

(四)问答题

1. 简述免疫应答的基本过程。

2. 简述细胞免疫和体液免疫应答的生物学效应。

3. 分析抗体产生的一般规律及其意义。

4. Tc 细胞是如何杀伤靶细胞的?

【参考答案】

(一)选择题

1. D　2. B　3. A　4. B　5. D　6. C　7. C　8. D　9. A　10. D
11. C　12. D　13. C　14. A　15. D　16. E　17. C　18. B　19. A
20. E　21. B　22. A

(二)填空题

1. 抗原提呈和识别阶段　活化、增殖和分化阶段　效应阶段

2. T 细胞　细胞　B 细胞　体液

3. 抗原提呈细胞(APC)　Th 细胞　B 细胞

4. CD4$^+$Th1　CD8$^+$Tc

5. B7　CD28

6. 抗原肽-MHC-Ⅱ类分子　TCR-CD3 复合体

7. IL-2　IFN-γ　TNF-β

8. 穿孔素　颗粒酶　FasL

9. 抗原　MHC-Ⅰ类

10. 特异

11. 抗原的性质　抗原的剂量　抗原的免疫途径

(三)名词解释

答案见教材。

(四)问答题

答案见内容概要及教材。

(曹德明)

► # 第八章

抗感染免疫 ◄

【学习目标】

1. 掌握固有免疫和适应性免疫抗感染的特点。

2. 熟悉固有免疫与适应性免疫的相互关系。

3. 了解吞噬细胞的吞噬过程与结果。

【内容概要】

(一)抗感染免疫

抗感染免疫是指机体对病原生物的防御功能。

(二)固有免疫的概念及特点

固有免疫是机体在种系发育进化过程中建立起来的天然防御功能。其特点是:无针对性,与生俱来,人人皆有,比较稳定,能够遗传。

(三)固有免疫的组成

固有免疫由屏障结构、吞噬细胞及体液中抗微生物物质组成。

1. **屏障结构** 包括皮肤黏膜屏障、血脑屏障和胎盘屏障。皮肤黏膜屏障是阻止微生物入侵的第一道屏障;血脑屏障能阻挡病原生物及其他有害物质进入中枢神经系统;胎盘屏障能阻挡病原生物及其他有害物质从母体进入胎儿体内。

2. **吞噬细胞** 分为小吞噬细胞(主要是中性粒细胞)和大吞噬细胞(单核-吞噬细胞系统)。当病原菌突破皮肤黏膜屏障进入机体后,可被吞噬细胞吞噬杀灭。吞噬过程包括吞噬细胞与病原菌接触、吞入病原菌、杀死并破坏病原菌。吞噬结果有完全吞噬和不完全吞噬两种,前者指病原菌被吞噬后死亡、裂解;后者指病原菌被吞噬后不死亡,甚至生长繁殖,扩散到全身。

3. **体液中抗微生物物质** 主要包括补体、溶菌酶、干扰素等。

(四)适应性免疫

适应性免疫是机体受病原生物及其代谢产物等抗原物质刺激后产生的,具有针对性,可因再次接触相同抗原而使免疫效应增强,亦称特异性免疫。

(五)抗胞外寄生菌免疫

①吞噬细胞的吞噬作用及补体的调理作用;②分泌型 IgA 抑制病原菌吸附宿主细胞,在黏膜局部发挥抗感染作用;③抗体的调理作用;④抗体与病原菌结合后激活补体使细胞溶解。

(六)抗胞内寄生菌免疫

主要依靠细胞免疫:①Tc 直接杀伤病原菌;②Th1 释放的细胞因子可增强吞噬细胞的吞噬功能,从而消除病原菌。

(七)抗毒素免疫

机体抗毒素免疫以体液免疫为主。抗体(抗毒素)与相应毒素结合后可中和毒素的毒性作用。

(八)抗病毒免疫

机体抗病毒免疫的机制有:①抗体中和病毒的作用和 ADCC 作用;②通过 Tc 和 Th1 清除细胞内的病毒;③干扰素是由病毒(或干扰素诱生剂)刺激宿主细胞产生的一种具有抗病毒作用的糖蛋白。

【测试题】

(一)选择题

A1 型题

1. 对固有性免疫的描述错误的是
    A. 经遗传获得　　　　　　　　　　B. 生来就有
    C. 正常人体都有　　　　　　　　　D. 对病原菌最先发挥抗感染作用
    E. 是针对某种细菌的抗感染免疫

2. 皮肤黏膜屏障作用不包括
    A. 机械阻挡作用　　　　　　　　　B. 分泌乳酸
    C. 分泌脂肪酸　　　　　　　　　　D. 分泌溶菌酶
    E. 吞噬杀菌作用

3. 小吞噬细胞主要是指
    A. 中性粒细胞　　　　　　　　　　B. 肥大细胞
    C. 嗜碱性粒细胞　　　　　　　　　D. 巨噬细胞
    E. 血管上皮细胞

4. 对血脑屏障的描述错误的是
    A. 由软脑膜、毛细血管壁及星状胶质细胞组成
    B. 能阻挡细菌进入脑组织
    C. 对中枢神经系统有保护作用
    D. 婴幼儿未发育成熟,易发生中枢神经系统感染
    E. 是阻止细菌入侵机体的第一道屏障

5. 完全吞噬是指
    A. 将入侵的细菌全部吞噬　　　　　B. 吞噬后细菌被杀死、消化
    C. 细菌在吞噬细胞内生长　　　　　D. 细菌随吞噬细胞游走、扩散
    E. 不依赖抗体的协助

6. 不属于正常体液与组织中抗菌物质的是
    A. 未活化的补体成分　　　　　　　B. 活化的补体成分
    C. 抗生素　　　　　　　　　　　　D. 溶菌酶
    E. 乙型溶素

7. 抑制病原菌黏附宿主细胞的抗体是
    A. IgG　　　　　　　　　　　　　　B. IgM
    C. IgE　　　　　　　　　　　　　　D. 分泌型 IgA
    E. 血清型 IgA

8. 下列哪种作用与抗病毒免疫无关

    A. 中和病毒作用   B. ADCC 作用   C. 细胞免疫效应

    D. 抗生素作用   E. 干扰素作用

B 型题

(9～10 题共用备选答案)

    A. 溶菌酶   B. 中性粒细胞   C. 干扰素

    D. 嗜酸性粒细胞   E. 补体

9. 在急性感染时,局部明显增多的细胞是

10. 可以使机体组织细胞产生抗病毒蛋白的是

(二)填空题

1. 屏障结构由_____屏障、_____屏障和_____屏障组成。

2. 吞噬作用的结果有_____吞噬和_____吞噬两种。

3. 固有免疫主要通过机体的_____、_____和_____实现的。

4. 消灭胞内寄生菌主要依靠_____。

5. 吞噬细胞分为两类,一类是_____吞噬细胞,主要是血液中的_____细胞;另一类是_____吞噬细胞,包括血液中的_____细胞和组织中的_____细胞。

6. 体液中的抗菌物质有_____、_____、_____等。

7. 对细胞内的病毒主要依靠_____免疫加以清除。

8. 机体抗毒素免疫的机制以_____免疫为主,中和毒素的抗体称为_____。

(三)名词解释

1. 固有免疫   2. 胎盘屏障   3. 血脑屏障   4. 完全吞噬   5. 不完全吞噬   6. 干扰素

(四)问答题

1. 简述固有免疫的特点。

2. 简述人体屏障结构的组成。

3. 简述吞噬细胞的吞噬过程。

4. 与抗菌免疫关系密切的抗体主要有哪些? 它们通过哪些途径抵抗胞外寄生菌的感染?

5. 机体抗病毒免疫机制有哪些?

【参考答案】

(一)选择题

1. E   2. E   3. A   4. E   5. B   6. C   7. D   8. D   9. B   10. C

(二)填空题

1. 皮肤黏膜 血脑 胎盘

2. 完全 不完全

3. 屏障结构 吞噬细胞 体液中抗微生物物质

4. 细胞免疫

5. 小 中性粒 大 单核 巨噬

6. 补体 溶菌酶 乙型溶素

7. 细胞

8. 体液 抗毒素

(三)名词解释

答案见内容概要。

(四)问答题

答案见内容概要或教材。

（曹德明）

► 第九章

超 敏 反 应 ◄

【学习目标】
1. 掌握超敏反应的概念、分型与特点。
2. 熟悉各型超敏反应的发生机制、常见疾病及Ⅰ型超敏反应的防治原则。
3. 了解免疫缺陷病与自身免疫性疾病。

【内容概要】

(一)超敏反应的概念及分型

超敏反应是指机体对某些抗原初次应答后,再次接受相同抗原刺激时,发生的一种以机体生理功能紊乱或组织细胞损伤为主的特异性免疫应答反应。根据超敏反应的发生机制和临床特点,将其分为4型:Ⅰ型(速发型)超敏反应;Ⅱ型(细胞毒型或细胞溶解型)超敏反应;Ⅲ型(免疫复合物型)超敏反应;Ⅳ型(迟发型)超敏反应。其中Ⅰ、Ⅱ、Ⅲ型均由抗体介导,Ⅳ型由效应性T细胞介导。

(二)Ⅰ型超敏反应

1. **Ⅰ型超敏反应的特点** ①再次接触变应原后反应发生快,消退亦快;②主要由特异性IgE抗体介导;③通常只使机体出现功能紊乱,一般不发生严重组织细胞损伤;④具有明显个体差异和遗传背景。

2. **参与Ⅰ型超敏反应的物质** ①变应原:种类繁多;②抗体:主要为特异性IgE抗体;③参与反应的主要效应细胞:肥大细胞、嗜碱性粒细胞和嗜酸性粒细胞;④参与反应的主要生物活性介质:组胺、白三烯等。

3. **Ⅰ型超敏反应的发生机制** ①致敏阶段:指变应原进入体内,诱发产生IgE抗体,IgE通过其Fc段与肥大细胞和嗜碱性粒细胞膜表面FcεRⅠ结合使其致敏的过程。②激发阶段:是指相同变应原再次进入机体时,变应原与致敏肥大细胞和嗜碱性粒细胞表面的IgE抗体结合,从而诱导细胞脱颗粒,释放组胺、激肽原酶等原发介质及合成释放白三烯、前列腺素D_2、血小板活化因子等继发介质。③效应阶段:是指活性介质作用于靶组织和器官,引起局部或全身过敏反应的阶段。上述各种活性介质的生物学作用不尽相同,但总的可概括为:使小静脉和毛细血管扩张,通透性增强;刺激支气管、胃肠道等处平滑肌收缩;促进黏膜腺体分泌增强。根据效应发生的快慢和持续时间的长短,可分为即刻/早期相反应和晚期相反应两种类型。早期相反应主要由原发介质组胺等引起,晚期相反应主要由继发介质白三烯等所致。

4. **临床常见的Ⅰ型超敏反应性疾病**

(1)全身性过敏反应:①药物过敏性休克:以青霉素引发最为常见;②血清过敏性休克:发生于机体再次使用同种动物免疫血清进行治疗或紧急预防时。

（2）呼吸道过敏反应：常因吸入变应原或呼吸道病原微生物感染引起。以过敏性鼻炎和过敏性哮喘最为常见。

（3）消化道过敏反应：少数人进食高蛋白食物后可发生过敏性胃肠炎。

（4）皮肤过敏反应：主要包括荨麻疹、特应性皮炎（湿疹）和血管神经性水肿。可由药物、食物、肠道寄生虫等引起。

（三）Ⅱ型超敏反应

1. 概念及特点　Ⅱ型超敏反应是由 IgG 和 IgM 类抗体与靶组织细胞表面相应抗原或细胞外基质抗原结合后，在补体、吞噬细胞和 NK 细胞参与下，引起的以细胞溶解或组织损伤为主的病理性免疫反应。

2. Ⅱ型超敏反应的发生机制

（1）有靶组织细胞表面抗原的存在：①外源性抗原与正常组织细胞间存在共同抗原；②异体组织细胞抗原，如异型红细胞和其他异型组织细胞抗原；③改变的自身细胞，如感染和理化因素所致的自身细胞抗原改变；④药物等半抗原或抗原-抗体复合物结合在自身细胞表面。

（2）抗体、补体和效应细胞的作用：①靶细胞表面抗原与 IgG 和 IgM 类抗体结合后，通过激活补体经典途径、调理吞噬作用及 ADCC 作用等使靶细胞破坏；②抗细胞表面受体的自身抗体与相应受体结合后，可导致细胞功能紊乱，表现为亢进或抑制，而不破坏靶细胞。

3. 临床常见的Ⅱ型超敏反应性疾病　①输血反应：多见于 ABO 血型不合的输血；②新生儿溶血症：可见于母子血型不合时，Rh 血型不合引起的新生儿溶血症比 ABO 血型不合引起的严重；③药物过敏性血细胞减少症；④自身免疫性血细胞减少症；⑤甲状腺功能亢进：是一种特殊的Ⅱ型超敏反应，即抗体刺激型超敏反应；⑥肺出血-肾炎综合征。

（四）Ⅲ型超敏反应

1. 概念及特点　Ⅲ型超敏反应是由中等大小可溶性免疫复合物沉积于局部或全身毛细血管基膜、关节滑膜及肾小球基膜等部位后，通过激活补体并在血小板、中性粒细胞等参与下引起的以充血水肿、局部组织坏死和中性粒细胞浸润为主要特征的炎症反应和组织损伤。

2. Ⅲ型超敏反应的发生机制　①沉降系数约 19S 的中等大小可溶性免疫复合物的形成。②中等大小可溶性免疫复合物的沉积。③免疫复合物沉积后引发组织损伤。造成组织损伤的主要机制是：a. 补体系统的激活造成组织损伤。b. C5a 等趋化因子可趋化中性粒细胞在局部聚集，并释放溶酶体酶，导致免疫复合物沉积部位和周围组织发生损伤。c. C5a、C3a 能使肥大细胞和嗜碱性粒细胞活化，释放组胺等血管活性介质。同时，C3b 和免疫复合物能使血小板活化，也可释放组胺、5-羟色胺等血管活性介质，这些高浓度血管活性胺类物质可使血管扩张，引起组织水肿。d. 血小板的活化还可使血小板聚集，并通过激活凝血机制形成微血栓，造成局部组织缺血，进而出血，从而加重局部组织细胞的损伤。

3. 临床常见的Ⅲ型超敏反应性疾病

（1）局部免疫复合物病：①Arthus 反应；②类 Arthus 反应；③过敏性肺泡炎（农民肺）。

（2）全身免疫复合物病：①血清病：通常在初次大量注射抗毒素（异种血清）后 1～2 周发生；②链球菌感染后肾小球肾炎：一般发生于 A 群溶血性链球菌等微生物感染后 2～3 周；③类风湿关节炎：病因未明，目前认为是由于体内 IgG 分子发生变性，刺激机体产生抗变性 IgG 的自身抗体，即类风湿因子，变性 IgG 与类风湿因子结合形成免疫复合物，反复沉积于

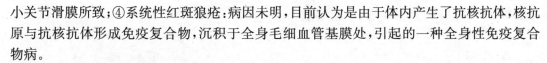

小关节滑膜所致;④系统性红斑狼疮:病因未明,目前认为是由于体内产生了抗核抗体,核抗原与抗核抗体形成免疫复合物,沉积于全身毛细血管基膜处,引起的一种全身性免疫复合物病。

(五)Ⅳ型超敏反应

1. 概念及特点　Ⅳ型超敏反应是由效应 T 细胞与相应抗原作用后,引起的以单核细胞浸润和组织细胞损伤为主要特征的炎症反应。其主要特点是:①反应发生慢(24~72 小时);②与抗体和补体无关,而与效应 T 细胞及其产生的细胞因子等有关;③引起以单核细胞、淋巴细胞浸润和组织细胞变性、坏死为主的炎症反应;④一般无明显个体差异。

2. Ⅳ型超敏反应的发生机制

(1)引起Ⅳ型超敏反应的抗原(变应原):主要有胞内菌及其他胞内寄生物(某些真菌、病毒、寄生虫)、移植抗原和某些化学物质等。

(2)效应 T 细胞引起的迟发型超敏反应:①效应 CD4$^+$Th1 细胞再次受相同抗原刺激后,迅速活化并释放多种细胞因子,产生以单核细胞及淋巴细胞浸润为主的炎症反应;②效应 CD8$^+$CTL 通过释放穿孔素、颗粒酶等发挥直接的细胞毒作用,导致靶细胞坏死或凋亡。

3. 临床常见的Ⅳ型超敏反应性疾病　①传染性迟发型超敏反应:胞内菌及其他胞内寄生物(某些真菌、病毒、寄生虫)在感染过程中可使机体发生Ⅳ型超敏反应;②接触性皮炎:机体经皮肤接触油漆、染料、农药、化妆品、药物如青霉素、磺胺等小分子抗原后,再次接触相同抗原时发生的以皮肤损伤为主要特征的Ⅳ型超敏反应;③移植排斥反应:不相容的 HLA 抗原除可致Ⅱ型超敏反应外,主要可激发Ⅳ型超敏反应;④某些自身免疫性疾病:胰岛素依赖型糖尿病和多发性硬化症等的发生与Ⅳ型超敏反应有关。

尽管根据发生机制将超敏反应分为 4 型,但临床实际情况是复杂的,有些超敏反应性疾病由多种类型的机制参与。而且,同一类型的超敏反应性疾病可由多种不同抗原引起;同一抗原也可导致多种类型的超敏反应性疾病。

(六)Ⅰ型超敏反应的防治原则

①变应原皮肤试验:如青霉素皮肤试验。②脱敏治疗:异种免疫血清脱敏疗法。③减敏治疗:特异性变应原减敏疗法。④药物防治:抑制生物活性介质合成和释放的药物主要有肾上腺素等;生物活性介质拮抗药主要有氯苯那敏等;改善效应器官反应性的药物主要有肾上腺素、葡萄糖酸钙、维生素 C 等。

【附】免疫缺陷病和自身免疫病

免疫缺陷病是指免疫器官、组织、细胞或分子等免疫系统中任何一个成分的缺陷而导致免疫功能障碍所引起的一类疾病的总称。免疫缺陷病按其病因不同,可分为原发性免疫缺陷病和获得性免疫缺陷病两大类;按其累及的成分不同,可分为细胞免疫缺陷、体液免疫缺陷、联合免疫缺陷、吞噬细胞缺陷和补体缺陷等。免疫缺陷病的主要特点有:①易发生反复感染,也是患者死亡的主要原因;②易发生肿瘤;③常伴有自身免疫病;④多数原发性免疫缺陷病有遗传倾向。获得性免疫缺陷综合征(AIDS)就是由人类免疫缺陷病毒(HIV)侵入机体,引起细胞免疫和体液免疫缺陷,进而导致以机会性感染、恶性肿瘤和神经系统病变为特征的临床综合征。AIDS 已成为全球最棘手的公共卫生问题之一。

自身免疫病是指自身免疫应答达到一定强度而导致的疾病状态。从组织损伤机制角度讲,所有自身免疫性疾病均为超敏反应性疾病,反之不然。换言之,自身免疫性疾病是以自身抗原作为变应原的超敏反应性疾病。

【测试题】

(一)选择题

A1型题

1. 不能引起Ⅰ型超敏反应的是
   A. 牛奶　　　　　　　B. 植物花粉　　　　　　C. 青霉素
   D. 自身变性IgG分子　 E. 鸡蛋

2. 当病人需要注射抗毒素而又对其过敏时,可采取的治疗措施是
   A. 先小量注射类毒素,再大量注射抗毒素
   B. 先用抗过敏药,再注射抗毒素
   C. 联合注射类毒素和抗毒素
   D. 脱敏注射
   E. 先用抗菌药,再注射抗毒素

3. 无须抗体参与的超敏反应是
   A. 类风湿关节炎　　　B. 接触性皮炎　　　　　C. 药物热
   D. 特应性皮炎　　　　E. 血清过敏性休克

4. 与Ⅲ型超敏反应无关的是
   A. 抗体　　　　　　　B. 补体　　　　　　　　C. 中性粒细胞
   D. 血小板　　　　　　E. CTL

5. 参与Ⅳ型超敏反应的成分是
   A. IgG　　　　　　　B. IgE　　　　　　　　　C. C5a
   D. C3a　　　　　　　E. CTL

6. 类风湿因子的本质是
   A. 细胞因子　　　　　B. T细胞　　　　　　　　C. B细胞
   D. NK细胞　　　　　 E. 抗体

7. 不是Ⅰ型超敏反应特点的是
   A. 特异性IgE参与　　B. 有明显的个体差异　　C. 常有组织细胞的病理损伤
   D. 发生快,消退快　　E. 可有早期相和晚期相反应

8. 抗体参与的超敏反应包括
   A. Ⅰ型超敏反应　　　B. Ⅱ、Ⅲ、Ⅳ型超敏反应　C. Ⅰ、Ⅱ、Ⅲ、Ⅳ型超敏反应
   D. Ⅰ、Ⅱ、Ⅲ型超敏反应　E. Ⅱ、Ⅲ型超敏反应

9. 新生儿溶血症最可能发生于
   A. Rh阳性母亲再次妊娠,胎儿血型为Rh阳性
   B. Rh阳性母亲首次妊娠,胎儿血型为Rh阳性
   C. Rh阴性母亲再次妊娠,胎儿血型为Rh阴性
   D. Rh阴性母亲再次妊娠,胎儿血型为Rh阳性
   E. Rh阴性母亲首次妊娠,胎儿血型为Rh阴性

10. 使用青霉素可引起
    A. Ⅰ、Ⅳ型超敏反应　　　　　B. Ⅰ、Ⅱ、Ⅲ、Ⅳ型超敏反应
    C. Ⅰ型超敏反应　　　　　　　D. Ⅳ型超敏反应
    E. Ⅰ、Ⅱ、Ⅲ型超敏反应

11. Ⅲ型超敏反应的重要病理学特征是
   A. 嗜碱性粒细胞浸润　　　B. 淋巴细胞浸润　　　C. 中性粒细胞浸润
   D. 单核细胞浸润　　　E. 肥大细胞浸润

12. Ⅳ型超敏反应的重要病理学特征是
   A. 单核细胞浸润　　　B. 中性粒细胞浸润　　　C. B细胞浸润
   D. NK细胞浸润　　　E. 血小板聚集

13. 与IgE有高度亲和力的是
   A. T细胞　　　　　　　　　　　B. B细胞
   C. 肥大细胞和嗜碱性粒细胞　　　D. 单核细胞
   E. 巨噬细胞

14. 甲状腺功能亢进属于
   A. Ⅰ型超敏反应　　　　　　　　B. Ⅰ和Ⅱ型超敏反应均参与
   C. Ⅲ型超敏反应　　　　　　　　D. Ⅳ型超敏反应
   E. 抗体刺激型超敏反应

15. 输血反应属于
   A. Ⅰ型超敏反应　　　B. Ⅱ型超敏反应　　　C. Ⅲ型超敏反应
   D. Ⅳ型超敏反应　　　E. 抗体刺激型超敏反应

A2型题

16. 患者,男,30岁,近2年来常发生呼气性呼吸困难,春季发作较多,且对花粉敏感,严重时不能平卧呼吸,听诊双肺有干性啰音,发作停止后啰音完全消失。注射肾上腺素可缓解症状。发作期间查血清IgE水平升高,其原因最可能是
   A. 外源性支气管哮喘　　　B. 内源性支气管哮喘　　　C. 支气管扩张
   D. 大叶性肺炎　　　E. 慢性支气管炎

17. 患者,女,18岁,因发热、咳嗽来院就诊。经医生检查后,诊断为感冒、急性支气管炎,给予抗感冒药和青霉素治疗。但该患者青霉素皮试为阳性,你认为应该如何处理
   A. 青霉素脱敏注射　　　B. 减敏注射　　　C. 换用其他抗生素
   D. 继续使用青霉素　　　E. 以上都不是

18. 患者,男,19岁,因治疗需要注射大量破伤风抗毒素后10天,出现疲乏、头痛、肌肉和关节痛。实验室检查尿蛋白阳性,血清中免疫球蛋白水平正常,补体(C3)含量下降。你认为产生此临床表现的最可能原因是
   A. 由破伤风抗毒素与外毒素结合形成免疫复合物沉积引起
   B. 由破伤风外毒素引起的过敏反应
   C. 由抗毒素血清蛋白与相应抗体结合形成的免疫复合物沉积引起
   D. 由破伤风抗毒素引起的迟发型超敏反应
   E. 以上都不对

19. 患者,女,29岁,分娩产下的婴儿发生新生儿溶血症,经检查发现婴儿血型为Rh^+,孕妇为Rh^-,关于该病下述说法不正确的是
   A. 该孕妇可能为经产妇
   B. 引起新生儿溶血的抗体为新生儿自己产生IgG抗体
   C. 引起新生儿溶血的抗体为来自母体的IgG抗体

  D. 分娩后72小时内给母体注射抗 Rh^+ 血清,可预防该病的发生

  E. 补体参与该病的发病机制

B型题

(20～23题共用备选答案)

  A. 速发型超敏反应   B. 迟发型超敏反应   C. 细胞毒型超敏反应

  D. 抗体刺激型超敏反应 E. 免疫复合物型超敏反应

20. Ⅰ型超敏反应又称为

21. Ⅱ型超敏反应又称为

22. Ⅲ型超敏反应又称为

23. Ⅳ型超敏反应又称为

(24～27题共用备选答案)

  A. 过敏性鼻炎   B. 过敏性肺泡炎

  C. 自身免疫性血细胞减少症 D. 传染性迟发型超敏反应

  E. 普通感冒

24. 属于Ⅰ型超敏反应性疾病的是

25. 属于Ⅱ型超敏反应性疾病的是

26. 属于Ⅲ型超敏反应性疾病的是

27. 属于Ⅳ型超敏反应性疾病的是

(28～31题共用备选答案)

  A. CTL细胞参与

  B. IgE抗体参与

  C. 补体系统的细胞毒作用主要参与

  D. 补体系统的过敏毒素和趋化作用主要参与

  E. 免疫应答不参与

28. Ⅰ型超敏反应

29. Ⅱ型超敏反应

30. Ⅲ型超敏反应

31. Ⅳ型超敏反应

(二)填空题

1. 肥大细胞和_____表面的_____被交联后,介导Ⅰ型超敏反应。

2. 补体不参与_____和_____型超敏反应。

3. Ⅱ型超敏反应过程中,使靶细胞溶解破坏的机制包括补体裂解片段和抗体介导的_____、补体依赖的细胞毒作用、_____作用。

4. Ⅲ型超敏反应过程中,参与的抗体类型主要是_____、_____和_____。

5. Ⅳ型超敏反应过程中,参与的淋巴细胞亚群主要是_____和_____。

(三)名词解释

1. 超敏反应 2. Ⅰ型超敏反应 3. Ⅱ型超敏反应 4. Ⅲ型超敏反应 5. Ⅳ型超敏反应 6. 抗体刺激型超敏反应 7. 变应原 8. 免疫缺陷病 9. 自身免疫性疾病

(四)问答题

1. 分别简述Ⅰ、Ⅱ、Ⅲ、Ⅳ型超敏反应的发生机制。

2. 分别简述Ⅰ、Ⅱ、Ⅲ、Ⅳ型超敏反应的临床常见疾病及临床特点。

3. 简述Ⅰ型超敏反应的防治原则。

【参考答案】

(一)选择题

1. D   2. D   3. B   4. E   5. E   6. E   7. C   8. D   9. D   10. B

11. C   12. A   13. C   14. E   15. B   16. A   17. C   18. C   19. B

20. A   21. C   22. E   23. B   24. A   25. C   26. B   27. D   28. B

29. C   30. D   31. A

(二)填空题

1. 嗜碱性粒细胞   FcεRⅠ

2. Ⅰ   Ⅳ

3. 调理吞噬作用   ADCC

4. IgG   IgM   IgA

5. CD8$^+$CTL   CD4$^+$Th1

(三)名词解释

答案参见本章内容概要和教材。

(四)问答题

答案参见本章内容概要和教材。

(李水仙)

► 第十章

免疫学应用 ◄

【学习目标】

1. 掌握人工免疫的概念、类型及特点；常用生物制品的特点及实际应用。
2. 熟悉常见免疫治疗、诊断方法在临床上的应用。
3. 了解免疫防治的发展动向。

【内容概要】

(一)抗原抗体结合反应的特点

特点有：①特异性；②可逆性；③适当的浓度和比例；④反应分特异性结合和肉眼可见两个阶段。

(二)常用抗原抗体反应

1. 凝集反应　颗粒性抗原与相应抗体,在适当的条件下两者结合出现肉眼可见凝集物,称为凝集反应,可分为直接凝集反应、间接凝集反应等。

2. 沉淀反应　是指可溶性抗原与相应抗体结合后,在一定条件下出现肉眼可见的沉淀物(沉淀线或沉淀环),如单向免疫扩散试验、双向免疫扩散试验、对流免疫电泳等。

3. 中和反应　中和抗体与病毒或抗毒素与外毒素结合后,使病毒感染性或外毒素毒性丧失,称中和反应。

4. 免疫标记技术　是指用荧光素、酶、同位素或电子致密物质等标记抗体或抗原所进行的抗原抗体反应,常用的方法有免疫荧光技术、免疫酶技术(如 ELISA)、放射免疫测定法等。

(三)细胞免疫检测技术

常用的方法有 T 细胞总数及亚群检测、淋巴细胞转化试验、PHA 皮肤试验和结核菌素试验等。

(四)人工免疫的概念、分类及特点

人为地给机体输入抗原或直接输入抗体、细胞免疫制剂等,使机体获得某种特异性免疫力,从而达到预防或治疗某些疾病的效果,称为人工免疫。人工免疫分为人工主动免疫和人工被动免疫等类型。

1. 人工主动免疫　用人工接种的方法给机体输入疫苗、类毒素等抗原物质,刺激机体免疫系统产生免疫应答,使机体获得某种特异性免疫力的方法。特点是:免疫力出现慢,维持时间长,主要用于疾病的特异性预防。

2. 人工被动免疫　用人工方法给机体输入由他人或动物产生的抗毒素、免疫血清等免疫效应物质,使机体立即获得特异性免疫力的方法。特点是:免疫力出现快,维持时间短,用于某些疾病的紧急预防或特异性治疗。

人工主动免疫与人工被动免疫的特点比较见教材表 37-1。

(五)生物制品的概念及常用制剂

用微生物本身或其毒素、酶等提取成分,以及人或动物免疫血清、细胞等制成的用于预防、治疗和诊断的各种制剂称为生物制品。常用的人工主动免疫制剂:疫苗(死疫苗、减毒活疫苗、亚单位疫苗、基因工程疫苗等)和类毒素。常用的人工被动免疫制剂:抗毒素、抗菌或抗病毒免疫血清、丙种球蛋白(人血浆丙种球蛋白和胎盘球蛋白)等。

(六)外毒素、类毒素与抗毒素

细菌在代谢过程中合成并释放至菌体外的毒性物质称外毒素。将细菌外毒素经 0.3%~0.4%的甲醛处理,使其失去毒性而保留免疫原性,称为类毒素。用类毒素给马进行免疫注射,获得的免疫血清,提取其中的免疫球蛋白制成的制剂称抗毒素。外毒素的毒性作用强,可导致机体疾病。类毒素是人工主动免疫制剂,可用于预防疾病。抗毒素主要用于某些细菌外毒素所致疾病的特异性治疗或紧急预防,例如破伤风、白喉等。抗毒素的应用原则是:早期、足量,并注意预防超敏反应发生。

(七)计划免疫的概念

根据特定传染病的疫情监测和人群免疫状况分析,按照规定的免疫程序有计划地进行人群预防接种,以提高人群免疫水平,控制或消灭相应传染病,此为计划免疫。

(八)预防接种的副反应及禁忌证

免疫接种后可出现局部红肿、疼痛,甚至附近淋巴结肿大,以及发热、头痛、乏力、全身不适等副反应。严重者也可发生Ⅰ、Ⅱ、Ⅲ、Ⅳ型超敏反应。

有下列情况者不宜作免疫接种:①免疫功能缺陷;②高热、严重心血管疾病、肝肾疾病、活动性结核、风湿活动期、急性传染病、甲亢、严重高血压、糖尿病以及正在应用免疫抑制剂者;③妊娠及月经期;④湿疹及其他严重皮肤病。

【测试题】

(一)选择题

A1 型题

1. 在抗原抗体反应中,哪一项是错误的
   A. 抗原抗体可逆性结合
   B. 抗原抗体结合稳定、不可逆
   C. 抗原抗体按一定比例结合
   D. 反应受温度影响
   E. 反应受酸碱度影响

2. 检查血清中 IgG、IgM、IgA 含量常用的方法是
   A. 单向琼脂扩散试验
   B. 双向琼脂扩散试验
   C. 对流免疫电泳
   D. 免疫电泳
   E. 环状沉淀试验

3. 关于结核菌素试验,下列哪一项是正确的
   A. 阴性为细胞免疫缺陷
   B. 检测体液免疫功能
   C. 检测 B 细胞的功能
   D. 属于迟发型超敏反应
   E. 以上均不正确

4. 体外测定机体细胞免疫功能的试验是
   A. E 花环形成试验
   B. 结核菌素试验
   C. 溶血空斑试验
   D. 淋巴细胞转化试验
   E. 狄克试验

5. 下列试验中属于凝集反应的是
   A. 肥达反应
   B. 单向琼脂扩散试验
   C. 免疫电泳

    D. 双向琼脂扩散试验   E. 对流免疫电泳

6. 下列属于人工自动免疫的是

    A. 传染病后的免疫   B. 通过胎盘所获得的免疫

    C. 接种疫苗或类毒素得到的免疫   D. 注射抗毒素得到的免疫

    E. 通过乳汁从母体获得的免疫

7. 下列错误的组合为

    A. 结核-BCG-治疗   B. 破伤风-类毒素-预防   C. 麻疹-活疫苗-预防

    D. 白喉-抗毒素-治疗   E. 破伤风-抗毒素-治疗

8. 深部创伤病人为紧急预防破伤风应注射

    A. 破伤风抗毒素   B. 破伤风类毒素   C. 破伤风外毒素

    D. 胸腺素   E. 干扰素

9. 接种类毒素属于

    A. 人工自动免疫   B. 人工被动免疫   C. 自然自动免疫

    D. 自然被动免疫   E. 过继免疫

10. 减毒活疫苗所不具备的特点是

    A. 一般只需接种一次   B. 安全性优于死疫苗

    C. 保存条件比死疫苗高   D. 免疫效果好且作用时间长

    E. 能诱导机体产生细胞和体液免疫应答

11. 下列哪一种是预防病毒感染的活疫苗

    A. 狂犬病疫苗   B. 百日咳疫苗   C. 卡介苗

    D. 脊髓灰质炎病毒   E. 流感病毒疫苗

12. 提取病原体中有效免疫原制成的疫苗为

    A. 活疫苗   B. 死疫苗   C. 亚单位疫苗

    D. 合成疫苗   E. 基因工程疫苗

13. 下列哪项属于免疫增强剂

    A. 激素   B. 环孢素   C. 环磷酰胺

    D. 雷公藤多苷   E. 黄芪

14. 下列哪项属于免疫抑制剂

    A. 胸腺肽   B. 卡介苗   C. 西咪替丁   D. 雷公藤多苷   E. 枸杞子

15. 下列属于人工被动免疫的生物制品的是

    A. 抗毒素   B. 死疫苗   C. 活疫苗   D. 类毒素   E. 抗生素

B 型题

(16～18 题共用备选答案)

    A. 直接凝集反应   B. 间接凝集反应   C. ELISA

    D. 协同凝集反应   E. 单向琼脂扩散试验

16. 用乳胶作载体吸附抗原检测患者血清抗体的试验是

17. 用含 SPA 的金黄色葡萄球菌吸附抗体检测可溶性抗原的试验是

18. 检测 HBsAg 常用的方法是

(19～21 题共用备选答案)

    A. 破伤风外毒素   B. 破伤风类毒素   C. 破伤风抗毒素

D. 活疫苗　　　　　　E. 死疫苗

19. 卡介苗是

20. 特异性预防破伤风的制剂是

21. 紧急预防或特异性治疗破伤风的制剂是

(二)填空题

1. 抗原抗体反应的特点是_____、_____、_____、_____。

2. 人工自动免疫给机体输入的免疫物质是_____;而人工被动免疫给机体输入的免疫物质是_____。

3. 一般活疫苗的优点是接种次数_____,用量_____,免疫持续时间_____。

4. 用于人工自动免疫的生物制品有_____和_____;常用于人工被动免疫的生物制品有_____、_____和_____。

5. 人工免疫包括_____和_____。

6. 免疫治疗是指用生物制剂或药物来_____或_____机体的免疫应答。

7. 免疫治疗包括_____、_____、_____和_____。

(三)名词解释

1. 人工主动免疫　2. 人工被动免疫　3. 生物制品　4. 计划免疫　5. 免疫标记技术

(四)问答题

1. 比较人工主动免疫与人工被动免疫的特点。

2. 简述类毒素和抗毒素有何不同。

3. 应用抗毒素时应注意哪些问题?

4. 简述预防接种的副反应及禁忌证。

【参考答案】

(一)选择题

1. B　　2. A　　3. D　　4. D　　5. A　　6. C　　7. A　　8. A　　9. A　　10. B

11. D　　12. C　　13. E　　14. D　　15. A　　16. B　　17. D　　18. C　　19. D

20. B　　21. C

(二)填空题

1. 特异性　可逆性　适当的浓度和比例　阶段性

2. 抗原　抗体

3. 少　小　长

4. 疫苗　类毒素　抗毒素　正常人丙种球蛋白　特异性人血清免疫球蛋白

5. 人工自动免疫　人工被动免疫

6. 增强　抑制

7. 人工被动免疫　过继免疫　免疫增强疗法　免疫抑制疗法

(三)名词解释

答案见内容概要。

(四)问答题

答案见内容概要。

(曹德明)

第二篇 医学微生物学

► 第十一章

微生物概述 ◄

【学习目标】

1. 掌握微生物和病原微生物的概念、种类及特点。

2. 熟悉微生物与人类的关系。

3. 了解学习医学微生物学的目的及医学微生物学的研究成果与发展方向。

【内容概要】

1. 微生物是存在于自然界的一群个体微小、结构简单、肉眼看不见,必须借助光学显微镜或电子显微镜放大几百倍、几千倍甚至几万倍后才能观察到的微小生物。自然界中的微生物表现出种类繁多、营养类型多、繁殖快、数量大、易变异,适应环境能力强,分布极为广泛的特点。按其大小、结构、组成等不同,分为三大类,即非细胞型微生物(病毒);原核细胞型微生物(细菌、放线菌、支原体、衣原体、立克次体、螺旋体)和真核细胞型微生物(真菌)。

2. 微生物与人类关系密切,多数微生物对人类是有益的,它们在物质循环、工农业生产、环境保护、生命科学及人体代谢中均起着重要作用,少数微生物能引起人和动、植物的病害,这些具有致病性的微生物称为病原微生物。对人和动物都能致病的微生物称为人兽共患病原微生物。医学微生物学是研究与医学有关的病原微生物的内容,以控制和消灭感染性疾病和与之有关的免疫性疾病,达到保障和提高人类健康水平的目的。因此医学工作者必须掌握微生物理论及应用技术,牢固树立无菌观念,掌握消毒、灭菌、无菌操作、隔离等预防医院感染的方法。应用微生物理论知识,能正确、及时地采送临床病原诊断的标本,以保证检查结果的正确性和可信性,确保感染性疾病的早期诊断、报告、治疗、预防和隔离。

【测试题】

(一)选择题

A1 型题

1. 以下属于非细胞型微生物的是

    A. 细菌   B. 病毒   C. 真菌   D. 衣原体   E. 螺旋体

2. 真核细胞型微生物是指

    A. 细菌   B. 立克次体   C. 支原体   D. 真菌   E. 螺旋体

3. 细菌属于原核细胞型微生物的主要依据是

    A. 单细胞   B. 仅有原始的核,无核膜和核仁

    C. 二分裂繁殖   D. 对抗生素敏感

    E. 含有两种核酸

4. 以下哪项不是微生物的特点

    A. 分布广   B. 环境适应力弱   C. 繁殖快

    D. 数量大   E. 易变异

B 型题

(5~8 题共用备选答案)

    A. 琴纳   B. 巴斯德   C. 贝林   D. 弗莱明   E. 郭霍

5. 发明狂犬疫苗的是

6. 首次应用抗毒素治疗病人的是

7. 发现青霉菌产生的青霉素能抑制金黄色葡萄球菌生长的是

8. 发明牛痘疫苗的是

(二)填空题

1. 根据结构、化学组成不同,微生物分为_____、_____、_____三大类。

2. 多数微生物对人是_____的,少数微生物能引起_____,这些具有_____的微生物称为_____微生物。

(三)名词解释

1. 微生物 2. 病原微生物 3. 人兽共患病原微生物

(四)问答题

1. 微生物的主要特点是什么?共分为哪几类?

2. 举例说明微生物学微生物与人类的关系。

【参考答案】

(一)选择题

1. B   2. D   3. B   4. B   5. B   6. C   7. D   8. A

(二)填空题

1. 非细胞型微生物 原核细胞型微生物 真核细胞型微生物

2. 有益 人和动、植物疾病 致病性 病原

(三)名词解释

答案见教材。

(四)问答题

答案见教材。

(杨朝晖)

► 第十二章

细菌的形态与结构 ◄

【学习目标】

1. 掌握细菌的大小;细菌的基本结构、特殊结构及其意义。

2. 熟悉 G^+ 菌与 G^- 菌细胞壁的区别及意义;革兰染色的原理及实际意义。

3. 了解细菌形态检查法。

【内容概要】

1. 细菌的大小和形态　细菌是一类个体微小、结构简单、具有细胞壁、以无性二分裂方式进行繁殖的原核细胞型微生物,以微米作为测量单位。根据细菌三种基本形态:球形、杆形和螺形将细菌分为球菌、杆菌和螺形菌。

2. 细菌的结构

(1)细菌的基本结构:①细胞壁:主要成分是肽聚糖,又称为黏肽,其结构为 N—乙酰胞壁酸和 N—乙酰葡萄糖胺交替排列,经 β-1,4 糖苷键连接成聚糖骨架,每个胞壁酸分子上连接一个四肽侧链。G^+ 菌四肽侧链之间由五肽交联桥连接,构成三维立体结构。G^- 菌四肽侧链之间直接连接,构成二维平面结构。G^+ 菌细胞壁成分除黏肽外还有其特有组分——磷壁酸。G^- 菌细胞壁黏肽层薄,在黏肽层外面有脂蛋白、脂质双层、脂多糖构成的特有结构外膜。G^+ 菌一般对溶菌酶和青霉素敏感。当细菌细胞壁中的肽聚糖结构受到理化或生物因素的直接破坏或合成被抑制,造成细胞壁缺损,称为细菌细胞壁缺陷型或细菌 L 型。②细胞膜:是包绕在细胞质外的一层柔软而富有弹性的半透膜。③细胞质:含有核糖体、质粒、胞质颗粒等结构。质粒是细菌染色体以外的遗传物质,为环状闭合的双股 DNA 分子,带有遗传信息,控制细菌某些特定的遗传性状,能自行复制。④核质:具有细胞核的功能,控制着细菌的形态结构、生长繁殖、致病性、遗传和变异等各种遗传性状。

(2)细菌的特殊结构　①荚膜:是某些细菌合成并分泌到细胞壁外的一层黏液性物质,具有抗吞噬作用、黏附作用和免疫原性。故荚膜与致病性、分型鉴别有关。②鞭毛:是附着在某些细菌细胞膜并游离于细胞外呈波状弯曲的丝状物,具有运动、免疫原性和鉴别细菌的作用。③菌毛:是位于菌体外的一种比鞭毛更细、更短而直硬的丝状物,分为普通菌毛和性菌毛两种。普通菌毛具有黏附性,与细菌的致病性有关。性菌毛可传递质粒。④芽胞:是某些细菌在一定条件下,细胞质脱水浓缩,在菌体内形成的圆形或椭圆形的小体,是细菌的休眠体。当环境条件适宜时,芽胞可发芽形成新的细菌繁殖体。芽胞对热力、干燥、辐射和化学消毒剂等理化因素有很强的抵抗力。灭菌以杀灭芽胞为标准。

3. 细菌的形态检查方法　细菌的形态检查包括不染色标本的检查和染色标本的检查。最重要、最常用的检查方法是革兰染色法,细菌标本经涂片固定后先用碱性染料甲紫初染,再加碘液媒染,然后用 95% 乙醇脱色,最后用稀释复红复染。染色后,G^+ 菌呈紫色,G^- 菌呈红色。革兰染色法对于鉴别细菌、指导临床用药及分析判断细菌的致病性有着重要的意义。

【测试题】

(一)选择题

A1 型题

1. 测量细菌大小采用的单位是
   A. nm　　　　B. μm　　　　C. cm　　　　D. pm　　　　E. mm

2. 下列不属于细菌基本结构的是
   A. 细胞壁　　　B. 鞭毛　　　C. 细胞膜　　　D. 核质　　　E. 细胞质

3. 细菌细胞壁的基本成分是
   A. 肽聚糖　　　B. 脂多糖　　　C. 磷壁酸　　　D. 脂蛋白　　　E. 外膜

4. 革兰阳性菌细胞壁的特殊组分是
   A. 肽聚糖　　　B. 核糖体　　　C. 磷壁酸　　　D. 脂多糖　　　E. 类脂 A

5. 关于革兰阴性菌细胞壁的叙述,下列正确的是
   A. 有磷壁酸　　　　　　B. 缺乏五肽交联桥　　　　　C. 肽聚糖含量多
   D. 肽聚糖为三维立体结构　　E. 含脂类少

6. 青霉素导致细菌死亡的机制是
   A. 破坏磷壁酸　　　　　B. 裂解聚糖骨架　　　　　C. 损伤细胞膜
   D. 抑制蛋白质合成　　　E. 抑制四肽侧链与五肽交联桥的联接

7. 关于荚膜的叙述,下列哪项是正确的
   A. 与细菌的致病性有关　　B. 与细菌的分裂有关　　C. 与细菌的运动有关
   D. 与细菌的接合有关　　　E. 与细菌的染色有关

8. 普通菌毛的主要作用是
   A. 与细菌的变异有关　　B. 与细菌的抵抗力有关　　C. 与细菌的分裂繁殖有关
   D. 与细菌的运动有关　　E. 与细菌的黏附有关

9. 鉴定细菌的动力最简单、常用的方法是
   A. 接种半固体培养基观察生长现象　　B. 相差显微镜观察
   C. 墨汁染色后光镜下观察　　　　　　D. 电镜下观察
   E. 免疫电镜下观察

10. 细菌 L 型是缺乏下列哪种结构
    A. 中介体　　B. 核质　　　C. 细胞壁　　　D. 细胞膜　　　E. 细胞质

11. 与革兰阴性菌致病有关的细胞壁组分是
    A. 外膜　　　　　　B. 特异性多糖　　　　　C. 脂蛋白
    D. 核心多糖　　　　E. 脂多糖

12. 具有抗吞噬作用的结构主要是
    A. 芽胞　　B. 荚膜　　　C. 菌毛　　　D. 鞭毛　　　E. 中介体

13. 下列哪种结构不属于细菌的特殊结构
    A. 荚膜　　B. 鞭毛　　　C. 菌毛　　　D. 质粒　　　E. 芽胞

14. 溶菌酶溶菌作用的机制是
    A. 切断肽聚糖的聚糖支架

B. 抑制肽聚糖的四肽侧链与五肽交联桥的连接

C. 干扰细菌 DNA 的复制

D. 干扰细菌蛋白质的合成

E. 损害细胞膜

15. 最常用的细菌染色方法是

A. 芽胞染色法　　　　　B. 异染颗粒染色法　　　　　C. 单染色法

D. 革兰染色法　　　　　E. 抗酸染色法

16. 革兰染色法脱色用的乙醇浓度是

A. 40%　　　　B. 75%　　　　C. 95%　　　　D. 20%　　　　E. 50%

17. 细菌革兰染色的结果是

A. 红色为阳性,蓝色为阴性　　　　　　B. 紫色为阳性,红色为阴性

C. 紫色为阳性,蓝色为阴性　　　　　　D. 蓝色为阳性,红色为阴性

E. 蓝色为阳性,红色为阴性

18. 革兰染色所用试剂的顺序是

A. 稀释的复红→碘液→乙醇→甲紫　　　　B. 甲紫→乙醇→碘液→稀释的复红

C. 甲紫→碘液→乙醇→稀释的复红　　　　D. 稀释的复红→乙醇→甲紫→碘液

E. 稀释的复红→甲紫→碘液→乙醇

B 型题

(19～23 题共用备选答案)

A. 芽胞　　　　B. 荚膜　　　　C. 鞭毛　　　　D. 普通菌毛　　　　E. 性菌毛

19. 判断消毒灭菌效果的指标是

20. 与细菌质粒转移有关的结构是

21. 具有抗吞噬作用的结构是

22. 具有黏附作用的结构是

23. 与细菌的运动有关的结构是

(24～27 题共用备选答案)

A. 细胞壁　　　　B. 菌毛　　　　C. 外膜　　　　D. 质粒　　　　E. 细胞膜

24. 维持细菌外形的是

25. G⁻菌的特有结构是

26. 细菌染色体以外的遗传物质是

27. 具有呼吸和分泌功能的结构是

(二)填空题

1. 根据细菌的基本形态,可将细菌分为_____菌、_____菌和_____菌三大类。

2. 细菌的基本结构由外向内依次为_____、_____、_____、_____。

3. 医学上重要的质粒有_____、_____和_____等。

4. 细菌细胞壁的主要功能有_____、_____、_____和_____。

5. 能在光学显微镜下观察到的细菌特殊结构有_____、_____和_____。

6. 有鞭毛的细菌分为_____、_____、_____和_____。

7. 细菌常用的染色法有_____、_____。

(三)名词解释

1. 质粒 2. 细菌L型 3. 荚膜 4. 鞭毛 5. 菌毛 6. 芽胞

(四)问答题

1. 试比较革兰阳性菌与革兰阴性菌细胞壁的主要不同点。

2. 简述细菌特殊结构的种类及意义。

3. 简述革兰染色的方法、结果及临床意义。

【参考答案】

(一)选择题

1. B　2. B　3. A　4. C　5. B　6. E　7. A　8. E　9. A　10. C

11. E　12. B　13. D　14. A　15. D　16. C　17. B　18. C　19. A

20. E　21. B　22. D　23. C　24. A　25. C　26. D　27. E

(二)填空题

1. 球　杆　螺形

2. 细胞壁　细胞膜　细胞质　核质

3. F质粒　R质粒　Col质粒

4. 维持细菌形态　保护细菌抵抗低渗外环境　物质交换　决定细菌的抗原性

5. 荚膜　鞭毛　芽胞

6. 单毛菌　双毛菌　丛毛菌　周毛菌

7. 革兰染色法　抗酸染色法

(三)名词解释

答案参见教材。

(四)问答题

答案参见教材。

（杨朝晔）

▶ 第十三章

细菌的生长繁殖与代谢 ◀

【学习目标】

1. 掌握细菌生长繁殖的条件,与医学相关的代谢产物及其意义。

2. 熟悉细菌繁殖方式、速度与规律,细菌生长现象及细菌人工培养的意义。

3. 了解细菌的化学组成、物理性状及细菌人工培养的方法和培养基的种类。

【内容概要】

(一)细菌生长繁殖

1. 细菌生长繁殖的条件　①营养物质:水分、碳源、氮源和生长因子等;②酸碱度:多数病原菌最适宜酸碱度为 pH 7.2～7.6;③温度:多数病原菌最适生长温度为 37℃;④气体:根据细菌对氧气的需求不同,将细菌分为专性需氧菌、微需氧菌、专性厌氧菌和兼性厌氧菌四类。

2. 细菌生长繁殖的方式、速度和生长曲线　细菌以二分裂的方式进行繁殖,多数细菌每 20～30 分钟繁殖一代。将细菌接种于培养基中,细菌的生长呈现一定的规律,以细菌培养时间为横坐标,培养物中活菌数为纵坐标,可绘制出细菌的生长曲线。生长曲线分为迟缓期、对数期、稳定期和衰退期,其中对数生长期的细菌形态结构、染色性、生理活性等都较典型,细菌的鉴定等选用此期为佳。

(二)细菌的人工培养

1. 培养基及其分类　培养基是由人工方法配制的,专供微生物生长繁殖使用的混合营养物制品。培养基按物理性状分为液体培养基、半固体培养基和固体培养基;按用途分为基础培养基、营养培养基、选择培养基、鉴别培养基和厌氧培养基。

2. 细菌在培养基中的生长现象　在液体培养基中生长时呈现均匀混浊、沉淀、菌膜三种生长现象;细菌在半固体培养基中生长时,有鞭毛的细菌沿着穿刺线向周围扩散生长,无鞭毛的细菌仅沿穿刺线生长;细菌在固体培养基中生长时可出现肉眼可见的细菌集团,称为菌落。

3. 细菌人工培养的意义　①细菌性疾病的诊断和治疗;②细菌的鉴定与研究;③生物制品的制备;④细菌学指标检测;⑤在工农业生产及基因工程中的应用等方面有着广泛的应用。

(三)细菌的代谢产物及意义

细菌的代谢包括分解代谢和合成代谢。分解代谢是将复杂的营养物质或胞内物降解为简单的化合物,为合成菌体成分提供原料的同时可获取能量。细菌对糖、蛋白质分解能力不同,产生的代谢产物亦不同,利用生化反应检测细菌的代谢产物,可鉴别细菌。合成代谢是将简单的化合物合成为复杂的菌体成分和酶,保证细菌的生长繁殖。合成代谢产物有热原质、毒素、侵袭性酶、色素、抗生素、细菌素和维生素等。其中热原质、毒素和侵袭性酶与细菌的致病性有关；色素和细菌素可用于细菌的鉴别、分型及流行病学调查；抗生素应用于感染性疾病和肿瘤的治疗；维生素可供人体利用。

【测试题】

(一)选择题

A1 型题

1. 病原菌大多数属于
    A. 兼性厌氧菌　　　　　B. 专性需氧菌　　　　　C. 微需氧菌
    D. 专性厌氧菌　　　　　E. 好氧菌

2. 下列细菌中生长繁殖最慢的是
    A. 链球菌　　　　　　　B. 大肠埃希菌　　　　　C. 伤寒沙门菌
    D. 结核分枝杆菌　　　　E. 葡萄球菌

3. 多数病原菌生长的最适 pH 为
    A. pH 3.2～5.2　　　　　B. pH 7.2～7.6　　　　　C. pH 7.7～8.8
    D. pH 8.0～9.2　　　　　E. pH 5.0～6.0

4. 下列细菌代谢产物对人体无害的是
    A. 热原质　　　B. 内毒素　　　C. 外毒素　　　D. 维生素　　　E. 侵袭性酶

5. 大多数细菌繁殖一代所需时间为
    A. 1～10 分钟　　　　　B. 20～30 分钟　　　　　C. 30～40 分钟
    D. 40 分钟～60 分钟　　E. 1 小时

6. 细菌的繁殖方式是
    A. 二分裂法　　　　　　B. 出芽　　　　　　　　C. 复制
    D. 有丝分裂　　　　　　E. 有性生殖

7. 观察细菌动力最常用的培养基是
    A. 液体培养基　　　　　　　　B. 半固体培养基
    C. 血琼脂平板培养基　　　　　D. 巧克力色琼脂平板培养基
    E. 厌氧培养基

8. 注入人体能引起发热反应的物质是
    A. 色素　　　B. 抗生素　　　C. 细菌素　　　D. 热原质　　　E. 维生素

9. 在 pH 9.0 条件下生长良好的细菌是
    A. 葡萄球菌　　　　　　B. 霍乱弧菌　　　　　　C. 大肠埃希菌
    D. 结核分枝杆菌　　　　E. 链球菌

10. 在 pH 6.5 条件下生长良好的细菌是
    A. 葡萄球菌　　　　　　B. 大肠埃希菌　　　　　C. 结核分枝杆菌
    D. 霍乱弧菌　　　　　　E. 链球菌

11. 下列不是细菌的合成代谢产物的是
    A. 内毒素　　　B. 外毒素　　　C. 抗生素　　　D. 抗毒素　　　E. 细菌素

12. 细菌的芽胞和外毒素在细菌生长繁殖的哪一期形成
    A. 迟缓期　　　　　　　B. 对数生长期　　　　　C. 稳定期
    D. 衰退期　　　　　　　E. 任何时期

B 型题

(13～15 题共用备选答案)

  A. 鉴别培养基   B. 厌氧培养基   C. 基础培养基

  D. 营养培养基   E. 选择培养基

13. 含有细菌所需的基本营养成分,可供大多数细菌生长的培养基是

14. 能抑制某些细菌的生长而有利于另一些细菌生长的培养基是

15. 能判断细菌对糖或蛋白质的分解能力的培养基是

(16～20 题共用备选答案)

  A. 毒素 B. 抗生素 C. 色素 D. 维生素 E. 细菌素

16. 与细菌致病性有关的物质是

17. 与细菌的分型有关的物质是

18. 与鉴别细菌有关的物质是

19. 与治疗感染性疾病有关的物质是

20. 可供人体吸收利用的物质是

(二)填空题

1. 细菌生长繁殖必备条件包括_____、_____、_____和_____。

2. 细菌在固体培养基上生长可形成_____或_____;在液体培养基中有_____、_____和_____三种生长现象。

3. 根据细菌生长对氧气的需求不同,可将细菌分为_____、_____、_____和_____。

4. 大多数病原菌生长适宜的酸碱度为_____。结核分枝杆菌生长适宜的酸碱度为_____,霍乱弧菌生长适宜的酸碱度为_____。

5. 细菌的繁殖方式为_____,多数细菌的繁殖速度为_____分钟繁殖一代。个别细菌较慢,如结核分枝杆菌分裂一次需_____小时。

6. 细菌的合成代谢产物有_____、_____、_____、_____、_____和_____。其中对人体有害的是_____、_____。

7. 细菌的生长曲线分为_____、_____、_____和_____四个时期。

8. 按培养基物理性状可将培养基分为_____、_____、_____三种类型。按培养基的特殊用途,可将培养基分成_____、_____、_____、_____、_____。

(三)名词解释

1. 培养基 2. 菌落 3. 热原质 4. 生长曲线

(四)问答题

1. 说出细菌生长繁殖的条件、繁殖方式、速度及其规律。

2. 细菌的合成代谢产物有哪些?各有何医学意义?

3. 细菌生长曲线分为哪几个时期?各有何特点?

4. 简述细菌人工培养的意义。

【参考答案】

(一)选择题

1. A 2. D 3. B 4. D 5. B 6. A 7. B 8. D 9. B 10. C

11. D 12. C 13. C 14. E 15. A 16. A 17. E 18. C 19. B 20. D

(二)填空题

1. 营养物质 适宜的酸碱度 温度 必要的气体环境

2. 菌落 菌苔 均匀混浊 形成沉淀 形成菌膜

3. 专性需氧菌 微需氧菌 专性厌氧菌 兼性厌氧菌

4. pH 7.2～7.6 pH 6.5～6.8 pH 8.4～9.2

5. 二分裂 20～30 18～20

6. 热原质 毒素和侵袭性酶 色素 抗生素 细菌素 维生素 热原质 毒素和侵袭性酶

7. 迟缓期 对数期 稳定期 衰退期

8. 液体培养基 半固体培养基 固体培养基 基础培养基 营养培养基 选择培养基 鉴别培养基 厌氧培养基

(三)名词解释

答案参见教材。

(四)问答题

答案参见教材。

（杨朝晔）

▶ 第十四章

细菌的分布与消毒灭菌 ◀

【学习目标】

1. 掌握正常菌群、消毒灭菌的概念及各种灭菌法。

2. 熟悉细菌在自然界的分布与医学意义。

3. 了解各种灭菌法的原理。

【内容概要】

(一)细菌的分布

1. 自然界中细菌分布极为广泛。土壤中的微生物种类多、数量大,其具备细菌生长繁殖的良好条件。土壤中的破伤风梭菌、产气荚膜梭菌、炭疽芽胞杆菌等能以芽胞的形式在土壤中存活数年甚至数十年,故被泥土污染的伤口要注意防止这些芽胞菌的感染。水中的细菌多来自土壤、空气、人和动物排泄物,以及人和动物的尸体等。水中常见的病原菌有伤寒沙门菌、痢疾志贺菌、霍乱弧菌等,可引起多种消化道传染病的流行。空气中亦存在着不同种类的细菌,其主要来源于人呼吸道飞沫和漂浮尘土。常见的病原菌有金黄色葡萄球菌、乙型溶血性链球菌、结核分枝杆菌、白喉棒状杆菌、百日咳鲍特菌、脑膜炎奈瑟菌等,可引起伤口及呼吸道的感染,故医院的病房、手术室、制剂室、微生物实验室等都要进行空气消毒,以防感染。

2. 在正常情况下,人体体表及与外界相通的腔道中存在着不同种类和一定数量的微生物,这些通常对人体无害甚至有益的微生物,称为正常菌群。正常菌群对人体可起到生物拮抗、营养、免疫和抗衰老作用。但在某些特定条件下,正常菌群与机体之间的生态平衡受到破坏也可引起疾病,此时,这些能引起疾病的细菌称为条件致病菌。正常菌群转变为条件致病菌的条件通常包括:①寄居部位的改变;②机体免疫功能低下;③菌群失调。严重的菌群失调使机体表现出一系列临床症状,称菌群失调症。

(二)消毒与灭菌

1. 消毒灭菌是用物理、化学和生物的方法来抑制或杀死环境及机体中的微生物,以防止微生物污染或病原微生物传播。消毒是指杀死物体上病原微生物的方法。灭菌是杀死物体上所有微生物(包括细菌芽胞、病原微生物和非病原微生物)的方法。

2. 物理消毒灭菌方法主要有热力消毒灭菌法和紫外线杀菌,热力消毒灭菌法包括干热灭菌和湿热灭菌两种方法。其中高压蒸气灭菌法是最常用、最有效的灭菌方法,在103.4kPa压力、121.3℃温度下,维持15～20分钟,可达到灭菌效果。265～266nm波长的紫外线易被细菌DNA吸收并将其破坏,导致细菌变异或死亡。紫外线穿透力弱,故一般只用于手术室、微生物实验室、无菌室、传染病房等的空气消毒。紫外线对人体皮肤和眼睛有损伤作用,使用时应注意防护。

3. 消毒剂是指具有杀菌作用的化学药品。化学消毒剂均有着不同程度的毒性,故主要用于体表、医疗器械、排泄物和周围环境的消毒。其杀菌作用是通过使菌体蛋白质变性或凝固、损伤细胞膜、干扰微生物酶系统和代谢来实现的。化学消毒剂的种类很多,其杀菌效果受消毒剂的性质、浓度、作用时间以及微生物的种类和环境因素等的影响。实际工作中应充分考虑这些影响因素,选择合适的消毒剂,以期达到良好的消毒效果。

【测试题】

(一)选择题

A1 型题

1. 易引起创伤感染的细菌是
    A. 白喉棒状杆菌　　　　　B. 枯草杆菌　　　　　　C. 破伤风梭菌
    D. 霍乱弧菌　　　　　　　E. 伤寒沙门菌

2. 水源污染易引起
    A. 呼吸道传染病　　　　　B. 消化道传染病　　　　C. 创伤感染
    D. 皮肤感染　　　　　　　E. 泌尿道感染

3. 肠道中能产生维生素的细菌是
    A. 大肠埃希菌　　　　　　B. 乳酸杆菌　　　　　　C. 铜绿假单胞菌
    D. 产气杆菌　　　　　　　E. 破伤风梭菌

4. 长期使用大量广谱抗生素易引起
    A. 免疫力下降　　　　　　B. 菌群失调症　　　　　C. 自身免疫病
    D. 药物中毒　　　　　　　E. 免疫缺陷病

5. 杀灭物体上所有微生物的方法称为
    A. 消毒　　　　B. 灭菌　　　　C. 无菌　　　　D. 防腐　　　　E. 无菌操作

6. 杀灭物体上病原微生物的方法称为
    A. 消毒　　　　B. 灭菌　　　　C. 无菌　　　　D. 防腐　　　　E. 无菌操作

7. 无菌的含义是
    A. 杀灭物体上所有的微生物　　　　　　B. 杀灭物体上的病原微生物
    C. 物体上无活菌存在　　　　　　　　　D. 杀死含芽胞的细菌
    E. 抑制微生物生长繁殖

8. 巴氏消毒法所用的温度和时间是
    A. 100℃ 10 分钟　　　　　B. 121℃ 15 分钟　　　　C. 80℃ 10 分钟
    D. 62℃ 30 分钟　　　　　　E. 71.7℃ 30 分钟

9. 高压蒸气灭菌需达到的压力、温度和维持的时间是
    A. 103.4kPa、100℃、10～20 分钟
    B. 103.4kPa、121.3℃、15～20 分钟
    C. 100 kPa、80℃、5～10 分钟
    D. 100 kPa、62℃、30 分钟
    E. 102 kPa、71.7℃、15～30 分钟

10. 紫外线杀菌的最佳波长是
    A. 200～300nm　　　　　B. 265～266nm　　　　　C. 300～365nm
    D. 350～400nm　　　　　E. 400～500nm

11. 紫外线杀菌的机制是
    A. 破坏细菌细胞壁　　B. 损害细胞膜　　　　C. 破坏细菌 DNA
    D. 破坏细菌核糖体　　E. 破坏细菌中介体
12. 用于耐高温、耐湿等物品灭菌的最佳方法是
    A. 煮沸法　　　　　　B. 巴氏消毒法　　　　C. 流通蒸气法
    D. 间歇蒸气灭菌法　　E. 高压蒸气灭菌法
13. 玻璃器皿、瓷器进行干烤灭菌常用的时间和温度为
    A. 100～150℃、2 小时　B. 160～170℃、2 小时　C. 170～180℃、2 小时
    D. 180～200℃、1 小时　E. 200～250℃、1 小时

B 型题
(14～16 题共用备选答案)
    A. 皮肤、体温计消毒　　　　　B. 新生儿滴眼预防淋球菌感染
    C. 仅用于皮肤消毒　　　　　　D. 空气消毒
    E. 饮水消毒
14. 75％乙醇可用于
15. 1％硝酸银可用于
16. 0.5ppm 浓度的氯可用于
(17～19 题共用备选答案)
    A. 消毒　　B. 灭菌　　C. 防腐　　D. 无菌　　E. 传染
17. 利用干烤箱将玻璃器皿加热 160～170℃ 2 小时,此方法可
18. 血清中加入 0.1％硫柳汞的目的是
19. 用 75％的乙醇擦拭局部皮肤,此方法称为
(20～22 题共用备选答案)
    A. 2％来苏　　　　B. 0.05％氯己定　　　　C. 75％乙醇
    D. 10％甲醛　　　　E. 生石灰
20. 桌面或地面消毒可用
21. 皮肤消毒采用
22. 病人排泄物消毒采用
(23～25 题共用备选答案)
    A. 传染病病人尸体　　B. 接种环　　　　C. 普通培养基
    D. 血清　　　　　　　E. 含血清的营养培养基
23. 常用滤过除菌的是
24. 可用高压蒸气灭菌的是
25. 常用烧灼灭菌的是

(二)填空题
1. 正常菌群的生理意义有_____、_____、_____和_____。
2. 紫外线杀菌的机制是干扰细菌_____合成,导致细菌_____或_____,其作用特点是穿透力_____,因此只适用于物体表面和_____的消毒。
3. 正常菌群转化为条件致病菌的条件有_____、_____和_____。
4. 热力消毒灭菌法分为_____和_____两大类,常用湿热消毒灭菌法

有_____、_____、_____和_____。

5. 高压蒸气灭菌时,当压力达到_____,温度上升为_____,持续_____,即可达到灭菌效果。

(三)名词解释

1. 消毒　2. 灭菌　3. 菌群失调　4. 正常菌群　5. 条件致病菌　6. 无菌　7. 无菌操作　8. 菌群失调症

(四)问答题

1. 以大肠埃希菌为例,说明正常菌群、菌群失调、条件致病菌三者之间的关系。

2. 列举热力消毒灭菌的方法及应用实例。

3. 叙述紫外线杀菌的原理、方法及应用。

【参考答案】

(一)选择题

1. C　2. B　3. A　4. B　5. B　6. A　7. C　8. D　9. B　10. B

11. C　12. E　13. B　14. A　15. B　16. E　17. B　18. C　19. A

20. A　21. C　22. E　23. D　24. C　25. B

(二)填空题

1. 生物拮抗作用　免疫作用　营养作用　免疫作用

2. DNA　变异　死亡　弱　空气

3. 寄居部位的改变　机体免疫功能低下　菌群失调

4. 干热灭菌　湿热灭菌　高压蒸气灭菌法　煮沸法　间歇蒸气灭菌法　巴氏消毒法

5. 103.4kPa　121.3℃　15~20分钟

(三)名词解释

答案见教材。

(四)问答题

1. 答题要点:①大肠埃希菌是人体肠道正常菌群的优势菌,正常情况下,能够合成维生素 B_{12} 和维生素 K,供人体吸收利用,也能产生大肠菌素,抑制痢疾志贺菌的生长,对机体有益,是肠道中的优势菌。②当长期使用抗菌药物时,敏感的大肠埃希菌受到抑制,而那些数量少但对该抗菌药物不敏感的微生物,如金黄色葡萄球菌、白色念珠菌则大量生长繁殖,成为新的优势菌,引起菌群失调。严重时金黄色葡萄球菌、白色念珠菌会引起肠炎,导致菌群失调症。③如果大肠埃希菌离开肠道到达身体的其他部位,就会引起这些部位的感染,此时的大肠埃希菌即成为条件致病菌。如大肠埃希菌进入尿道引起尿道炎;进入腹腔引起腹膜炎;进入血液引起败血症等。

2~3. 答案见教材。

（俞　敏　杨朝晖）

► 第十五章

细菌的遗传与变异 ◄

【学习目标】

1. 掌握细菌变异的实际意义。

2. 熟悉细菌的变异现象。

3. 了解细菌变异的物质基础及机制;细菌耐药性产生的机制及防控。

【内容概要】

(一)细菌变异的现象

常见的细菌变异现象有形态结构的变异(细胞壁、荚膜、鞭毛、芽胞)、菌落的变异(H-O变异)、毒力的变异和耐药性变异。

(二)细菌遗传变异的物质基础

决定细菌遗传变异的物质基础是 DNA,它包括细菌的染色体、染色体外的质粒、寄生在某些细菌体内的噬菌体和转座因子。细菌的各种遗传性状主要由细菌的染色体控制。质粒是能自行复制的染色体外的双股环状 DNA。许多菌体内含有质粒。比较重要的质粒有 F质粒、R 质粒、Vi 质粒和 Col 质粒。质粒可控制细菌某些特定的生物性状,如 R 质粒带有耐药基因,可使带有该质粒的细菌产生对某种药物的耐受。噬菌体包括毒性噬菌体和温和噬菌体两种,前者能裂解细菌,后者与细菌呈溶原状态,可把噬菌体基因整合于宿主菌染色体上,并随细菌的分裂而传给子代细菌。

(三)细菌变异的机制

细菌变异的机制是细菌的基因产生了突变、转移与重组。突变是细菌遗传基因的结构发生了突然而稳定的改变,导致细菌遗传性状的变异。细菌基因转移和重组方式包括转化、转导、接合和溶原性转换。转化是受体菌直接摄取供体菌游离的 DNA 片段。转导是温和噬菌体介导的遗传物质从供体菌到受体菌的转移。接合是性菌毛介导的细胞间接触,使供体菌遗传物质进入受体菌。溶原性转换是由于温和噬菌体的基因与宿主菌的基因整合,导致细菌的基因发生改变。

(四)细菌变异的医学应用

细菌变异在疾病诊断、治疗与预防、测定致癌物质、基因工程中均有广泛的应用。

【测试题】

(一)选择题

A1 型题

1. 关于噬菌体的叙述,下列哪项是正确的

    A. 具有严格的宿主特异性   B. 可用细菌滤器除去

    C. 含 DNA 和 RNA   D. 对理化因素的抵抗力比一般细菌弱

　　E. 能在无生命的人工培养基上生长

2. 关于细菌耐药机制,下述叙述错误的是
　　A. R 质粒是携带耐药基因的质粒　　　　B. 染色体突变可导致耐药
　　C. 转座子可携带耐药基因　　　　　　　D. 耐药基因极少通过接合转移
　　E. 质粒编码的耐药通常是多药耐药

3. 下面有关 L 型细菌叙述错误的是
　　A. 对青霉素不敏感　　　B. 抗原结构发生改变　　　C. 呈高度多形性
　　D. 革兰染色多为阴性　　　E. 培养时需用低渗含血清培养基

4. 细菌 H-O 变异属于
　　A. 毒力变异　　　　　　　B. 菌落变异　　　　　　　C. 鞭毛变异
　　D. 形态变异　　　　　　　E. 耐药性变异

5. 有关质粒的叙述不正确的是
　　A. 质粒是细菌核质以外的遗传物质
　　B. 质粒是细菌生命活动所必需的结构
　　C. 质粒能自行复制
　　D. 质粒是双股环状 DNA
　　E. 某些细菌的耐药性与质粒有关

6. 细菌的转导和溶原性转换的共同特点是
　　A. 供体菌与受体菌直接接触　　　　　　B. 需性菌毛介导
　　C. 需毒性噬菌体介导　　　　　　　　　D. 需温和噬菌体参与
　　E. 需质粒参与

7. 细菌突变的发生机制是由于
　　A. 质粒丢失　　　　　　　B. 溶原性转换　　　　　　C. 基因重组
　　D. 核质碱基的改变　　　　E. 基因变换

8. 以接合方式在细菌间传递遗传物质是通过
　　A. 鞭毛　　　　B. 普通菌毛　　　C. 性菌毛　　　D. 中介体　　　E. 核糖体

9. 细菌的性菌毛
　　A. 与细菌的运动有关　　　B. 化学成分为多糖　　　C. 是接合时必要的结构
　　D. 是转导时必要的结构　　　E. 是细菌吸附易感细胞的结构

10. 细菌耐药性形成的主要方式是
　　A. 转化　　　　　　　　　B. 转换　　　　　　　　　C. 转导
　　D. 溶原性状态　　　　　　E. 接合

11. 转化过程中受体菌摄取供体菌遗传物质的方式是
　　A. 胞饮　　　　　　　　　B. 通过性菌毛　　　　　　C. 通过噬菌体
　　D. 细胞融合　　　　　　　E. 直接摄取

12. 突变使细菌遗传物质发生下列哪种改变
　　A. 质粒丢失　　　　　　　B. 溶原性转换　　　　　　C. 基因重组
　　D. 碱基的改变　　　　　　E. 基因交换

13. 能与宿主菌染色体整合的噬菌体基因组称
　　A. 毒性噬菌体　　　　　　B. 溶原性噬菌体　　　　　C. 温和噬菌体

D. 前噬菌体　　　　　E. 以上都不是

14. 溶原性转换
  A. 是受体菌直接摄取供体菌的 DNA 片段
  B. 由性菌毛介导
  C. 由毒性噬菌体参与
  D. 由温和噬菌体参与
  E. 由 R 质粒参与

15. 毒性噬菌体感染细菌后导致细菌
  A. 快速繁殖　　　　B. 停止繁殖　　　　C. 产生毒素
  D. 基因突变　　　　E. 裂解

16. 整合有前噬菌体的细菌,获得新的遗传性状的过程,称为
  A. 转导　　　　B. 转化　　　　C. 接合
  D. 突变　　　　E. 溶原性转换

B 型题
(17~20 题共用备选答案)
  A. F 质粒　　　　B. Vi 质粒　　　　C. Col 质粒
  D. R 质粒　　　　E. 接合性质粒

17. 耐药性质粒是

18. 毒力质粒是

19. 编码大肠菌素的质粒是

20. 编码细菌性菌毛的质粒是

(21~23 题共用备选答案)
  A. 转化　　　　B. 转导　　　　C. 接合
  D. 溶原性转换　　　　E. 突变

21. 白喉棒状杆菌获得产生白喉毒素的能力是通过

22. 肺炎链球菌由无荚膜变为有荚膜可通过

23. 雌性菌变为雄性菌是通过

(24~27 题共用备选答案)
  A. 形态结构变异　　　　B. 菌落变异　　　　C. 毒力变异
  D. 鞭毛变异　　　　E. 耐药性变异

24. H-O 变异属于

25. S-R 变异属于

26. BCG 的制备属于

27. 细菌 L 型属于

(28~32 题共用备选答案)
  A. 转化　　　　B. 转导　　　　C. 接合
  D. 溶原性转换　　　　E. 突变

28. 细菌遗传物质结构发生突然而稳定的改变而导致的变异称为

29. 以温和噬菌体为载体,将供体菌的遗传物质转移到受体菌中去,使受体菌获得新的遗传性状,称为

30. 细菌通过性菌毛将遗传物质(主要为质粒)从供体菌转移给受体菌,使受体菌获得新的遗传性状,称为

31. 受体菌摄取供体菌游离的 DNA 片段,从而获得新的遗传性状,称为

32. 由于温和噬菌体的 DNA(前噬菌体)整合到宿主菌的染色体 DNA 后,使细菌的基因型发生改变,从而获得新的遗传性状,称为

(二)填空题

1. 常见的细菌变异现象有_____、_____、_____、_____等。

2. 溶原性细菌是带有_____的细菌。

3. 卡介苗是用人工诱导的方法使_____失去毒力制成的活疫苗,可用于预防_____。

4. 医学上重要的质粒有_____、_____、_____、_____、_____等。

5. 细菌 S-R 变异是指细菌从_____到_____的突变。

6. 有荚膜的肺炎链球菌毒力_____,其菌落形态为_____。

7. 细菌基因的转移与重组方式有_____、_____、_____和_____。

8. 介导细菌间遗传物质转移的噬菌体是_____。

9. 根据突变的条件不同,细菌基因突变可分为_____和_____。

10. 噬菌体参与的基因转移与重组的方式有_____和_____。

11. 根据转导基因片断的范围,可将转导分为_____和_____。

12. 雄性菌亦称_____,能产生_____。

13. F⁻ 菌亦称_____,可经_____方式变为 F⁺ 菌。

14. R 质粒由_____和_____组成。

(三)名词解释

1. 细菌 L 型 2. 质粒 3. 突变 4. 噬菌体 5. 转化 6. 转导 7. 接合 8. 溶原性转换

(四)问答题

1. 常见的细菌变异现象有哪些? 有何意义?

2. 试述噬菌体感染细菌的溶菌周期。

3. 细菌通过哪些方式产生耐药性? 如何控制细菌耐药的发生?

【参考答案】

(一)选择题

1. A 2. D 3. E 4. C 5. B 6. D 7. D 8. C 9. C 10. E
11. E 12. D 13. D 14. D 15. E 16. E 17. D 18. B 19. C
20. A 21. D 22. A 23. C 24. D 25. B 26. C 27. A 28. E
29. B 30. C 31. A 32. D

(二)填空题

1. 形态与结构变异 菌落变异 毒力变异 耐药性变异

2. 前噬菌体

3. 牛型结核分枝杆菌 结核病

4. F 质粒 R 质粒 Vi 质粒 代谢质粒 细菌素质粒

5. 光滑型菌落 粗糙型菌落

6. 强 光滑型

7. 转化 转导 接合 溶原性转换

8. 温和噬菌体

9. 自然突变 诱导突变

10. 转导 溶原性转换

11. 普遍性转导 局限性转导

12. F$^+$菌 性菌毛

13. 雌性菌 接合

14. 耐药决定因子 耐药传递因子

(三)名词解释

答案见教材。

(四)问答题

答案见教材。

（俞 敏 杨朝晔）

► 第十六章

细菌的致病性与感染 ◄

【学习目标】

1. 掌握细菌的致病因素、构成细菌毒力的物质基础;细菌内、外毒素的主要区别;细菌感染的来源及类型;医院感染的概念及来源。

2. 熟悉医院感染的危险因素及常见微生物;医院感染的特点及预防。

【内容概要】

(一)细菌致病性、感染与毒力的概念

1. 细菌的致病性　细菌引起疾病的性能称为细菌的致病性。不同的细菌所引起的疾病是不同的,即细菌的种属特性决定该细菌的致病性。

2. 细菌的感染　细菌侵入宿主后与宿主防御功能相互作用所引起的不同程度的病理过程称为细菌的感染,又称传染。由于不同细菌或同种细菌的不同型或株,其致病力各不相同,故引起感染的类型也不相同。

3. 细菌的毒力　细菌致病力的强弱程度称为细菌的毒力。毒力的强弱常用半数致死量(LD_{50})或半数感染量(ID_{50})来表示。

(二)构成细菌毒力的物质基础

1. 侵袭力　是指病原菌突破机体的防御体系,在体内定居、生长繁殖和扩散的能力。细菌的侵袭力与细菌表面结构和侵袭性物质密切相关。

(1)菌体表面结构:①菌毛黏附素和非菌毛黏附素的黏附作用;②荚膜和微荚膜具有保护细菌、抗吞噬和抗杀菌物质的作用。

(2)侵袭性酶:是致病菌在代谢过程中产生的胞外酶,有利于细菌在体内繁殖和扩散。主要有:①致病性葡萄球菌产生的血浆凝固酶,能使纤维蛋白凝固,保护细菌不被吞噬,使病灶局限;②乙型溶血性链球菌等产生的透明质酸酶,能溶解破坏组织中的透明质酸,有利于细菌向周围扩散,故又称为扩散因子;③淋病奈瑟菌、脑膜炎奈瑟菌等可产生水解 IgA 的蛋白酶,使黏膜局部的 sIgA 失去防御功能。

2. 毒素　是细菌在代谢过程中产生和释放的毒性物质,包括外毒素和内毒素两类。

(1)外毒素:主要由革兰阳性菌和少数革兰阴性菌合成及分泌的毒性产物。外毒素的主要特性有:①化学成分为蛋白质;②不稳定,易被热、酸及蛋白酶破坏;③毒性强,极少量即可使易感动物死亡,外毒素具有选择性毒害作用,可引起特殊的临床症状;④免疫原性强,可刺激机体产生相应的抗毒素,外毒素经 0.4% 甲醛处理后可脱毒制成类毒素;⑤根据外毒素的亲和性及作用机制不同,可将其分为细胞毒素、神经毒素和肠毒素三大类。

(2)内毒素:是革兰阴性菌细胞壁中的脂多糖成分,只有当细菌死亡破裂或用人工方法裂解菌体后才能释放出来。内毒素的主要特性:①化学成分为脂多糖复合物,其中脂质 A 是内毒素的主要毒性成分;②内毒素耐热,一般需加热 160℃、2～4 小时,或用强碱、强酸或强氧化剂煮沸 30 分钟才被破坏;③毒性作用较弱,对组织细胞的选择性不强,引起的临床表现大致相同,如发热反应、白细胞反应、内毒素血症、内毒素休克及弥散性血管内凝血(DIC)等;④免疫原性较弱,不能用甲醛脱毒制成类毒素。

外毒素与内毒素的主要区别见教材第十六章表 16-1。

(三)感染的来源与类型

1. 感染的来源

(1)外源性感染:感染来源于宿主体外,如患者、带菌者、病畜和带菌动物。

(2)内源性感染:感染来源于宿主体表和体内,多为条件致病菌。

(3)社会感染与医院感染:社会感染是指在医院外发生的一切感染,相对于医院内引起的感染而言;医院感染是指在医院内发生的感染,如患者、医务工作者、陪伴探视者等的感染。

2. 感染类型　主要包括隐性感染(亚临床感染)、显性感染和带菌状态三种类型。显性感染又按病情缓急可分为急性感染和慢性感染。按感染部位及性质不同可分为局部感染和全身感染。

全身感染类型有:①毒血症:病原菌在局部生长繁殖而不入血,但其产生的毒素入血,到达易感组织和细胞,引起特殊的中毒症状;②菌血症:病原菌由原发部位一时或间断性侵入血流,但未在血流中生长繁殖;③败血症:病原菌侵入血流并在其中大量生长繁殖,产生毒性代谢产物,引起明显的全身中毒症状;④脓毒血症:化脓性细菌侵入血流后在其中大量繁殖,并随血流扩散到机体其他组织和器官,产生新的化脓性病灶。

(四)医院感染

1. 医院感染的概念　是指住院病人在医院内获得的感染。包括在住院期间发生的感染和在医院内获得于出院后发生的感染;或患者入院时已发生的和前次住院直接有关的感染;医院工作人员在医院内获得的感染也属医院感染。

2. 医院感染分类　①内源性感染:指患者在医院内由于某种原因使自身体内的微生物,包括正常菌群和潜伏的致病微生物大量繁殖而导致感染,又称自身感染。②外源性感染:指患者受到医院内非自身存在的微生物侵袭而发生的感染。外源性感染又可分为交叉感染和环境感染两种类型。

3. 医院感染常见病原体及特点　医院感染常见病原体包括细菌、支原体、衣原体、病毒、真菌以及寄生虫等,尤其是耐药菌是医院感染的主要病原体。这些病原体的主要特点为:①大多为条件致病菌;②多为多重耐药菌,特别是革兰阴性菌,如铜绿假单胞菌、肺炎克雷伯菌等;革兰阳性菌,如金黄色葡萄球菌等;③医院感染的微生物种类随抗菌药物的品种及使用年代不同而发生变迁。

4. 医院感染的危险因素　①易感病人所占比例增加;②因使用侵入性诊治手段,易使病原体侵入机体;③有的病人因长期大量使用免疫抑制剂,致使免疫功能下降而成为易感者;④滥用抗生素使病人体内正常菌群失调,致使机会感染增多;⑤医院管理不到位。

5. 医院感染的预防　①做好消毒与灭菌工作;②严格执行规章制度,包括消毒隔离制度、无菌技术操作规程及探视制度等;③采取合理的诊断治疗方法。

【测试题】

（一）选择题

A1 型题

1. 有利于致病菌在体内扩散的物质是
    A. 血浆凝固酶　　　　　　B. 菌毛　　　　　　　　C. 芽胞
    D. 透明质酸酶　　　　　　E. 鞭毛

2. 下列具有黏附作用的物质是
    A. 芽胞　　　　　　　　　B. 鞭毛　　　　　　　　C. 透明质酸酶
    D. 菌毛　　　　　　　　　E. 荚膜

3. 能引起内毒素性休克的细菌成分是
    A. 肽聚糖　　　　　　　　B. 磷壁酸　　　　　　　C. LPS
    D. 鞭毛　　　　　　　　　E. 荚膜多糖

4. 不同细菌产生的内毒素引起毒性效应大致相同,其原因是内毒素毒性成分
    A. 化学组成基本相似　　　B. 受体基本相似　　　　C. 抗原性基本相似
    D. 无抗原性　　　　　　　E. 都含有磷壁酸

5. 内毒素不具有的毒性作用是
    A. 食物中毒　　　　　　　B. 发热　　　　　　　　C. 休克
    D. DIC　　　　　　　　　E. 白细胞反应

6. 化脓性细菌在机体血液中大量繁殖产生毒素,并随血流到达其他器官,产生新的化脓性病灶,这种全身感染称为
    A. 菌血症　　　　　　　　B. 脓毒血症　　　　　　C. 内毒素血症
    D. 毒血症　　　　　　　　E. 败血症

7. 下列细菌结构中,与侵袭力有关的是
    A. 芽胞　　　B. 荚膜　　　C. 细胞壁　　　D. 中介体　　　E. 核糖体

8. 内毒素的毒性成分为
    A. 核心多糖　　　　　　　B. 特异性多糖　　　　　C. LPS
    D. 脂质 A　　　　　　　　E. 脂蛋白

9. 类毒素的特点是
    A. 有免疫原性,无毒性　　B. 无免疫原性,有毒性　　C. 无免疫原性,无毒性
    D. 有免疫原性,有毒性　　E. 以上都不对

10. 关于内源性感染,正确的叙述是
    A. 病原菌均属正常菌群
    B. 常发生于大量使用抗生素后,均为菌群失调症
    C. 是指发生在医院内的一切感染
    D. 是指在医院内由于某种原因使患者自身体内的微生物大量繁殖而导致的感染
    E. 大多数是化脓性感染

11. 下列关于细菌内毒素的叙述错误的是
    A. 主要由革兰阴性菌产生　　　　　　B. 其化学成分是 LPS
    C. 对热不稳定　　　　　　　　　　　D. 可激活补体旁路途径
    E. 不能制成类毒素

12. 对细菌外毒素的特性叙述错误的是
    A. 化学成分是蛋白质   B. 毒性作用有选择性   C. 不耐热
    D. 毒性成分是脂质 A   E. 用甲醛脱毒可制成类毒素

13. 与细菌侵袭力无关的物质是
    A. 侵袭性酶   B. 菌毛   C. 脂磷壁酸
    D. 荚膜   E. 质粒

14. 下列哪项不是细菌产生的侵袭性酶
    A. 溶菌酶   B. 透明质酸酶   C. 血浆凝固酶
    D. 胶原酶   E. 链激酶

15. 下列不属于医院感染的是
    A. 住院病人在医院内发生的感染
    B. 门诊患者在医院就诊时发生的感染
    C. 医务人员在医院救护病人时发生的感染
    D. 病人的陪护人在医院内发生的感染
    E. 住院病人在入院前发生的感染

B 型题
(16～18 题共用备选答案)
    A. 细菌毒力   B. 细菌侵入数量   C. 细菌的侵袭力
    D. 细菌的毒素   E. 细菌的抗原性

16. 细菌能否引起疾病主要取决于
17. 细菌能否在体内定植、繁殖和扩散主要取决于
18. 不属于细菌致病因素的是

(19～22 题共用备选答案)
    A. 外毒素   B. 内毒素   C. 荚膜   D. 菌毛   E. 侵袭性酶类

19. 具有抵抗吞噬作用的是
20. 对热稳定的是
21. 毒性作用可被抗毒素中和的是
22. 对机体有选择性致病作用,可引起特殊临床表现的是

(23～26 题共用备选答案)
    A. 菌血症   B. 毒血症   C. 脓毒血症
    D. 败血症   E. 内毒素血症

23. 病原菌侵入机体后只在局部生长繁殖,但其产生的外毒素入血,到达易感组织和细胞,引起特殊的中毒症状,称为
24. 病原菌由原发部位一时或间断性侵入血流,但未在血流中生长繁殖,称为
25. 病原菌侵入血流,在其中大量繁殖并产生毒性产物,引起全身严重症状,称为
26. 化脓性细菌侵入血流后在其中大量繁殖,并随血流扩散到机体其他组织和器官,产生新的化脓性病灶,称为

(二)填空题
1. 细菌致病力的强弱程度称_____,常用_____和_____作为衡量指标。
2. 病原菌的致病性与病原菌本身的_____、_____和_____密切相关。

3. 细菌的毒力由_____和_____构成。

4. 内毒素主要是_____菌细胞壁中的_____成分。

5. 外毒素的化学成分是_____,所以可用_____处理制备成_____用于疾病预防。

6. 全身感染常见的类型有_____、_____、_____和_____。

7. 内毒素对机体的毒性效应主要表现有_____、_____、_____和_____等。

(三)名词解释

1. 侵袭力 2. 毒力 3. 内毒素 4. 外毒素 5. 毒血症 6. 脓毒血症 7. 菌血症 8. 败血症 9. 医院感染

(四)问答题

1. 简述构成细菌侵袭力的物质基础有哪些?其作用是什么?

2. 简述致病菌引起人体全身感染的常见类型。

3. 细菌内毒素与外毒素的主要区别是什么?

4. 简述医院感染的特点及预防措施。

【参考答案】

(一)选择题

1. D 2. D 3. C 4. A 5. A 6. B 7. B 8. D 9. A 10. D 11. C 12. D 13. E 14. A 15. E 16. A 17. C 18. E 19. C 20. B 21. A 22. A 23. B 24. A 25. D 26. C

(二)填空题

1. 毒力 ID_{50} LD_{50}

2. 毒力 侵入数量 侵入部位

3. 侵袭力 毒素

4. 革兰阴性 脂多糖(LPS)

5. 蛋白质 甲醛 类毒素

6. 菌血症 毒血症 败血症 脓毒血症

7. 发热反应 白细胞反应 内毒素休克 弥散性血管内凝血(DIC)

(三)名词解释

答案见教材第十六章或内容概要。

(四)问答题

答案见教材第十六章或内容概要。

(邵玲巧 姜凤良)

▶ 第十七章

化脓性球菌 ◀

【学习目标】
1. 掌握常见化脓性球菌的生物学特性、致病物质、传播方式和所致疾病。
2. 熟悉常见化脓性球菌的标本采送和实验室检查原则。
3. 了解各种化脓性球菌防治原则。

【内容概要】
1. 常见的化脓性球菌　包括葡萄球菌、链球菌、肺炎链球菌、脑膜炎奈瑟菌、淋病奈瑟菌等。根据革兰染色可将球菌分为革兰阳性球菌和革兰阴性球菌两大类。葡萄球菌、链球菌与肺炎链球菌属于革兰阳性球菌,脑膜炎奈瑟菌和淋病奈瑟菌属于革兰阴性球菌。

2. 葡萄球菌属　根据菌落色素、生化性状等不同,可将葡萄球菌分为金黄色葡萄球菌、表皮葡萄球菌、腐生葡萄球菌 3 种,其中金黄色葡萄球菌为致病性葡萄球菌。

(1)致病性葡萄球菌的主要生物学特性:革兰阳性球菌,呈葡萄串状排列。在普通培养基上生长良好,菌落呈金黄色,能分解甘露醇,血浆凝固酶试验阳性,耐热核酸酶阳性。在血琼脂平板上菌落周围还可见透明溶血环。重要表面抗原为葡萄球菌 A 蛋白(SPA);SPA 具有抗吞噬作用;SPA 能与人及多种动物的 IgGFc 段结合,建立协同凝集试验,用于多种细菌抗原的检测。抵抗力在无芽胞细菌中为最强,耐干燥,加热 80℃ 30 分钟才被杀死;对青霉素易产生耐药性,但对红霉素等敏感。

(2)致病物质:①血浆凝固酶:能使人或家兔血浆凝固,是检测葡萄球菌致病性的重要指标。凝固酶可使纤维蛋白原转变为纤维蛋白并沉积于菌体表面,可阻碍吞噬细胞的吞噬及血清中杀菌物质的破坏;还可使葡萄球菌感染病灶局限化。②葡萄球菌溶素:对人致病的主要是 α 溶素,能溶解多种哺乳动物红细胞,对白细胞、血小板、肝细胞等也有损伤作用。③杀白细胞素:破坏中性粒细胞和巨噬细胞,具有抵抗吞噬、增强细菌侵袭力的作用。④肠毒素:是一组耐热的可溶性蛋白质,人误食后可引起以呕吐为主要症状的急性肠炎。⑤表皮剥脱毒素:它能使表皮与真皮脱离,引起剥脱性皮炎。⑥毒性休克综合征毒素-1:激活淋巴细胞的作用很强,可引起多器官、多系统功能紊乱,导致机体出现发热、休克等症状。

(3)所致疾病:致病性葡萄球菌及其产生的毒素可通过呼吸道、消化道及创伤等途径造成感染,引起多种疾病。①侵袭性疾病(主要引起化脓性炎症):如皮肤、各种器官的局部化脓性感染和败血症、脓毒血症等全身感染;②毒素性疾病:包括食物中毒、剥脱性皮炎(烫伤样皮肤综合征)、毒性休克综合征等。

3. 链球菌

(1)主要生物学特性:革兰阳性球菌,呈链状排列。根据其在血琼脂平板上溶血现象的不同分为:①甲型溶血性链球菌:在血琼脂平板上可形成草绿色溶血环,多为条件致病菌;

②乙型溶血性链球菌:血琼脂平板上形成透明的无色溶血环,常引起人和动物的多种疾病;③丙型链球菌:无溶血环,一般不致病。链球菌的抗原构造复杂,根据细胞壁的多糖抗原可将链球菌分为20个群,对人致病的菌株多属A群。

(2)主要致病物质

1)菌体表面结构:①脂磷壁酸:存在于链球菌细胞壁中,具有黏附作用,是该菌能定居在机体皮肤和呼吸道黏膜表面的主要侵袭因素;②M蛋白:具有抗吞噬作用。

2)致热外毒素:又称红疹毒素,是引起猩红热的主要毒性物质。其化学本质为蛋白质,免疫原性强,可刺激机体产生抗毒素。

3)链球菌溶素:由乙型溶血性链球菌产生,包括:①链球菌溶素O:是一种含—SH的蛋白质,对氧不稳定。该毒素对中性粒细胞、血小板、巨噬细胞、神经细胞、心肌细胞等有毒性作用。免疫原性强,刺激机体可产生抗O抗体。②链球菌溶素S:小分子糖肽、无免疫原性,对氧不敏感。该毒素对白细胞、血小板和多种组织细胞也有破坏作用。

4)侵袭性酶类:主要有:①透明质酸酶:又名扩散因子,能分解细胞间质的透明质酸,使细菌易在组织中扩散。②链激酶:又称链球菌纤溶酶。能使血浆中的纤溶酶原转化成纤溶酶,可溶解血块或阻止血浆凝固,有利于细菌扩散。③链道酶:又称链球菌DNA酶。能分解脓液中黏稠的DNA,使脓汁稀薄,利于细菌扩散。

(3)所致疾病:链球菌可通过呼吸道、创伤等途径造成感染,引起化脓性、中毒性和超敏反应性疾病三类。①化脓性炎症:引起局部和全身感染。局部感染的特点是化脓病灶与周围组织界限不清,脓汁稀薄。②中毒性疾病:猩红热。主要由产生致热外毒素的A群链球菌引起。③链球菌感染后超敏反应:临床上主要引起风湿热和肾小球肾炎两种疾病。

(4)抗"O"试验:是用于链球菌感染引起的风湿热等疾病的免疫学辅助诊断。活动性风湿热患者抗"O"抗体一般超过400U。

4. 肺炎链球菌　革兰阳性菌球菌,成双排列,有荚膜。在血琼脂平板上生长菌落周围可形成草绿色溶血环,但肺炎链球菌可分解菊糖,胆汁溶菌试验阳性,据此可与甲型溶血性链球菌相鉴别。该菌主要通过呼吸道感染,致病物质主要为荚膜。所致疾病主要为大叶性肺炎等。

5. 脑膜炎奈瑟菌　通常称脑膜炎球菌,为革兰阴性球菌,成双排列,有菌毛和荚膜。专性需氧菌,营养要求高,初次分离需加$5\%\sim10\%CO_2$,最常用巧克力色培养基培养。主要通过飞沫传播。致病物质为荚膜、菌毛和内毒素。所致疾病主要是流行性脑脊髓膜炎(流脑)。

6. 淋病奈瑟菌　通常称淋球菌,是引起人类淋病的病原菌。革兰染色阴性,形态与脑膜炎奈瑟菌相似,可形成荚膜,有菌毛。营养要求高。主要致病物质有菌毛、外膜蛋白、脂多糖和IgA蛋白酶等。该菌主要通过性接触而感染,引起淋病。男性表现为前尿道炎,女性表现为尿道炎与子宫颈炎。此外,该菌也可通过母婴垂直感染,引起新生儿淋菌性眼结膜炎等。

7. 化脓性球菌的标本采送和实验室检查原则

(1)标本采集与送检:根据不同病型采取不同的标本。化脓性病灶采取脓汁、痰液、脑脊液、脓性分泌物等;疑为败血症可采取血液;食物中毒采取剩余食物、呕吐物和粪便等。脑膜炎奈瑟菌对低温和干燥极敏感,标本采取后应注意保暖、保湿并立即送检。

(2)实验室检查原则:①直接涂片镜检:取脓汁等标本涂片,革兰染色后镜检。一般根据细菌形态、排列和染色性可作出初步诊断。②分离培养与鉴定:脓汁、脑脊液等标本直接接种在血琼脂平板或巧克力色培养基进行分离培养;血液标本先经肉汤增菌再接种血琼脂平板,37℃孵育 18~24 小时后挑选可疑菌落行革兰染色镜检,然后做必要的鉴定试验。③免疫学检查:选用简便、快速、敏感的方法进行检测。

【测试题】

(一)选择题

A1 型题

1. 引起化脓性感染最常见的病原性球菌是
    A. 金黄色葡萄球菌　　　　B. 表皮葡萄球菌　　　　C. 丙型链球菌
    D. 脑膜炎奈瑟菌　　　　　E. 淋病奈瑟菌

2. 下列对青霉素治疗易产生耐药性的细菌是
    A. 链球菌　　　　　　　　B. 脑膜炎奈瑟菌　　　　C. 肺炎链球菌
    D. 金黄色葡萄球菌　　　　E. 破伤风梭菌

3. 金黄色葡萄球菌引起局部化脓性感染的特点是脓汁黏稠、病灶局限,这是因为该菌能产生
    A. 透明质酸酶　　　　　　B. 血浆凝固酶　　　　　C. 耐热核酸酶
    D. 链道酶　　　　　　　　E. 葡激酶

4. 下列链球菌中,致病力最强的是
    A. 甲型溶血性链球菌　　　B. 乙型溶血性链球菌　　C. 丙型链球菌
    D. 厌氧链球菌　　　　　　E. 肺炎链球菌

5. 测定 ASO 可协助诊断下列哪种疾病
    A. 肠热症　　　　　　　　B. 风湿热　　　　　　　C. 类风湿关节炎
    D. 猩红热　　　　　　　　E. Q 热

6. 下列能产生 SPA 的细菌是
    A. 金黄色葡萄球菌　　　　B. 乙型溶血性链球菌　　C. 白喉棒状杆菌
    D. 百日咳鲍特菌　　　　　E. 肉毒梭菌

7. 与链球菌扩散能力有关的致病物质是
    A. 荚膜　　　　　　　　　B. 红疹毒素　　　　　　C. M 蛋白
    D. 多糖抗原　　　　　　　E. 透明质酸酶

8. 根据抗原结构可将链球菌分为 20 群,其中对人致病的链球菌 90%属于
    A. A 群　　　　　　　　　B. B 群　　　　　　　　C. C 群
    D. D 群　　　　　　　　　E. E 群

9. 可引起亚急性细菌性心内膜炎的病原体是
    A. 立克次体　　　　　　　B. 衣原体　　　　　　　C. 金黄色葡萄球菌
    D. 甲型溶血性链球菌　　　E. 乙型溶血性链球菌

10. 关于脑膜炎奈瑟菌引起的感染,描述错误的是
    A. 主要经飞沫传染　　　　B. 是引起流脑的病原体　C. 儿童易感染
    D. 主要是外毒素致病　　　E. 接种脑膜炎奈瑟菌多糖疫苗可预防

11. 下列细菌中,引起大叶性肺炎的是
    A. 肺炎链球菌　　　　　　B. 双歧杆菌　　　　　　C. 淋病奈瑟菌
    D. 军团菌　　　　　　　　E. 铜绿假单胞菌

12. 下列有关淋病奈瑟菌的叙述,正确的是
    A. 人是淋病奈瑟菌唯一宿主　　　B. 淋病奈瑟菌为 G^+ 菌
    C. 有毒株无菌毛　　　　　　　　D. 淋病奈瑟菌对外界环境的抵抗力强
    E. 淋病奈瑟菌主要经呼吸道传播

13. 下列无芽胞的细菌中,抵抗力最强的是
    A. 乙型溶血性链球菌　　　B. 金黄色葡萄球菌　　　C. 淋病奈瑟菌
    D. 肺炎链球菌　　　　　　E. 脑膜炎奈瑟菌

14. 肺炎链球菌的主要致病物质是
    A. 透明质酸酶　　　B. 溶血毒素　　　C. 普通菌毛
    D. 荚膜　　　　　　E. 外毒素

15. 关于金黄色葡萄球菌引起化脓性感染的特点,下列叙述错误的是
    A. 感染局限　　　B. 感染易扩散　　　C. 可引起败血症、脓毒血症
    D. 通过多途径感染　　　E. 脓汁黏稠

A2 型题

16. 患者,女性,30 岁,5 天前淋雨后出现发冷、高热、咳嗽、咳痰为铁锈色,咳嗽时伴右侧胸痛加剧。X 线胸片检查结果:右肺下叶见大片状致密阴影,初步考虑诊断为
    A. 浸润型肺结核　　　B. 支原体肺炎　　　C. 肺脓肿
    D. 细菌性肺炎　　　　E. 病毒性肺炎

17. 男性,30 岁,左手大拇指肿痛 1 周。初起时指间有刺痛,2 天后局部红肿明显,有搏动性剧痛,患肢下垂时尤甚。经外科门诊诊断:化脓性指头炎。经切开引流,有黄色黏稠脓液流出,你认为引起感染的细菌最可能是
    A. 链球菌　　　　　　B. 结核分枝杆菌　　　C. 金黄色葡萄球菌
    D. 铜绿假单胞菌　　　E. 大肠埃希菌

A3 型题

(18～20 题共用题干)

患者,男性,18 岁,上呼吸道感染后 2 周,因颜面水肿、肉眼血尿来院就诊。体检:血压 150/94mmHg;尿常规:蛋白定性(＋＋＋),镜下可见大量红细胞,白细胞少许。

18. 此病可能与下列哪种病原菌感染有关
    A. 结核分枝杆菌　　　B. 乙型溶血性链球菌　　　C. 金黄色葡萄球菌
    D. 铜绿假单胞菌　　　E. 肺炎链球菌

19. 具有辅助诊断意义的快速检查是
    A. 抗链球菌溶血素"O"滴度测定　　　B. 咽拭子培养
    C. 粪便检查　　　　　　　　　　　　D. 肥达反应
    E. 结核菌素试验

20. 此患者所患疾病最可能的诊断是
    A. 尿道感染　　　B. 风湿热　　　C. 肾盂肾炎
    D. 肾结核　　　　E. 链球菌感染后肾小球肾炎

B 型题

(21～23 题共用备选答案)
    A. 血浆凝固酶　　　B. 链激酶　　　C. 自溶酶

D. DNA 多聚酶　　　　E. 神经氨酸酶

21. 致病性葡萄球菌能产生

22. 乙型溶血性链球菌能产生

23. 脑膜炎奈瑟菌能产生

(二)填空题

1. 引起化脓性感染最常见的球菌是_____。

2. SPA 可与人类_____分子的_____非特异性结合。

3. 金黄色葡萄球菌引起的疾病可分为_____和_____两大类。

4. 常用的链球菌分类方法有_____和_____等。

5. A 群链球菌感染引起的疾病可分为_____、_____和_____疾病三类。

6. 对人致病的奈瑟菌主要有_____和_____。

7. 脑膜炎奈瑟菌的致病物质主要有_____、_____及_____等。

(三)名词解释

1. SPA　2. 链球菌溶素 O　3. 抗"O"试验　4. 血浆凝固酶　5. 扩散因子

(四)问答题

1. 简述常见的化脓性球菌的种类及染色特性。

2. 简述致病性葡萄球菌的主要生物学特性。

3. 简述金黄色葡萄球菌和 A 群链球菌的主要致病物质及所致疾病。

4. 金黄色葡萄球菌与 A 群链球菌引起的化脓性感染病灶特点有何不同?

5. 简述化脓性球菌的标本采送和实验室检查原则。

【参考答案】

(一)选择题

1. A　　2. D　　3. B　　4. B　　5. B　　6. A　　7. E　　8. A　　9. D　　10. D

11. A　　12. A　　13. B　　14. D　　15. B　　16. D　　17. C　　18. B　　19. A

20. E　　21. A　　22. B　　23. C

(二)填空题

1. 葡萄球菌

2. 人及多种动物的 IgG　Fc 段

3. 侵袭性　毒素性

4. 根据溶血现象分类　根据抗原结构分类

5. 化脓性　中毒性　超敏反应性

6. 脑膜炎奈瑟菌　淋病奈瑟菌

7. 荚膜　菌毛　内毒素

(三)名词解释

答案见教材第十七章第一、二节。

(四)问答题

答案见教材或内容概要。

(邵玲巧　姜凤良)

▶ **第十八章**

消化道感染细菌 ◀

【学习目标】

1. 掌握常见消化道感染病原菌的主要生物学性状、致病性和传播方式。

2. 熟悉常见消化道感染病原菌实验室检查标本采集原则。

3. 了解消化道感染病原菌实验室检查常用方法与防治原则。

【内容概要】

消化道感染细菌是指一群在胃肠道中增殖并引起胃肠道症状，或正常定居于肠道但可引起肠外感染的病原菌。主要包括：肠杆菌科（沙门菌、志贺菌、埃希菌）、弧菌属、螺杆菌属等。

1. 肠杆菌科细菌的共同生物学特性

(1)形态染色相似，均为革兰阴性中等大小杆菌，无芽胞，多数有鞭毛，致病菌多有菌毛，少数有荚膜或包膜。

(2)营养要求不高，兼性厌氧或需氧，在普通培养基中生长良好。生化反应活泼，乳糖发酵试验常作为肠道杆菌有无致病性的初步依据。

(3)抗原结构较为复杂，主要有菌体(O)抗原、鞭毛(H)抗原和荚膜或包膜(K)抗原。O、H、K 三种抗原是肠道杆菌血清学分类的基础。

(4)抵抗力不强，加热 60℃ 30 分钟可被杀死，对一般化学消毒剂敏感。

2. 大肠埃希菌

(1)主要生物学性状：革兰阴性短小杆菌，多数有周鞭毛，无芽胞，有菌毛。营养要求不高，在肠道鉴别培养基形成有色菌落(SS 培养基上可形成红色菌落；EMB 培养基形成紫黑色菌落)。能分解乳糖、葡萄糖等多种糖类，产酸产气；H_2S 试验阴性。典型的大肠埃希菌 IMViC(吲哚、甲基红、VP 和枸橼酸)试验结果为＋、＋、－、－。抗原构造复杂，有菌体(O)抗原、多糖荚膜(K)抗原和鞭毛(H)抗原，是血清学分型的依据。

(2)致病物质：主要有黏附素和外毒素(耐热和不耐热肠毒素两种)，此外，还有内毒素、荚膜、载铁蛋白和Ⅲ型分泌系统等。

(3)所致疾病：①肠道外感染：以化脓性感染和泌尿道感染最为常见。化脓性感染如腹膜炎、阑尾炎、手术创口感染、败血症和新生儿脑膜炎等；泌尿道感染如尿道炎、膀胱炎、肾盂肾炎常见。②肠内感染：由少数致病性大肠埃希菌引起，主要表现为胃肠炎，与食入污染的食品和饮水有关，为外源性感染。

(4)大肠埃希菌的检查可作为饮水和食品被粪便污染及污染程度的指标。我国卫生标准规定，每升饮用水中大肠菌群数不得超过 3 个；每 100ml 瓶装汽水、果汁中大肠菌群数不得超过 5 个。

3. 志贺菌属

(1)主要生物学性状:无鞭毛,有菌毛。在肠道鉴别培养基上形成无色、半透明的菌落。均能分解葡萄糖只产酸不产气,除宋内志贺菌迟缓发酵乳糖外,均不分解乳糖。有 O 和 K 两种抗原。

(2)致病物质:侵袭力和内毒素,有的菌株尚产生外毒素。①侵袭力:借菌毛黏附、穿入回肠末端和结肠黏膜上皮细胞,在上皮细胞内繁殖,形成感染灶,引起炎症反应。②内毒素:作用于肠黏膜,使通透性增高,促进对内毒素的吸收,引起发热、神志障碍等;还可破坏肠黏膜,形成黏膜炎症、溃疡,呈现典型的脓血黏液便;此外,内毒素还能作用于肠壁自主神经系统,使肠功能发生紊乱。③外毒素:A 群志贺菌Ⅰ型和Ⅱ型产生的,也称为志贺毒素。

(3)所致疾病:细菌性痢疾(菌痢)。①传染源:病人和带菌者。②传播途径:主要为粪-口途径。③细菌性痢疾的临床类型有急性、慢性和中毒性菌痢三种。

4. 沙门菌属 仅少数对人有致病性,如引起肠热症的伤寒、副伤寒沙门菌。其他沙门菌一般对动物致病,其中有些也可引起人类食物中毒或败血症,如猪霍乱沙门菌、鼠伤寒沙门菌和肠炎沙门菌等。

(1)主要生物学性状:有周身鞭毛,有菌毛。在鉴别培养基上形成无色菌落。克氏双糖管中,不发酵乳糖,底层分解葡萄糖产酸产气或产酸不产气,多产生 H_2S,动力阳性。主要抗原有:O 抗原、H 抗原与 Vi 抗原。

(2)致病物质:侵袭力(菌毛、Vi 抗原)、内毒素、肠毒素等。

(3)所致疾病:①肠热症,包括伤寒(由伤寒沙门菌引起)和副伤寒(由甲型副伤寒沙门菌、肖氏沙门菌、希氏沙门菌引起);②胃肠炎(最常见的沙门菌感染);③败血症(多见于儿童和免疫力低下者)等。

(4)实验室检查原则:①标本采集原则:肠热症第 1 周取血液;第 2 周取粪便、尿;第 1～3 周均可取骨髓。胃肠炎取粪便、呕吐物、可疑食物。败血症采取血液。②病原学检查:分离培养与鉴定。③免疫学检查:肥达反应。即用已知伤寒沙门菌 O、H 抗原,以及甲型副伤寒沙门菌、肖氏沙门菌、希氏沙门菌 H 抗原,与待检血清做半定量凝集试验,来测定被检者血清中有无相应抗体及其效价。此方法可协助伤寒和副伤寒的诊断。

5. 霍乱弧菌

(1)主要生物学性状:中等大小革兰阴性弧菌,有单端鞭毛和菌毛,运动活泼,水样粪便作悬滴观察,可见穿梭样或流星样运动。兼性厌氧,营养要求不高,嗜碱,常用碱性蛋白胨水或碱性琼脂平板作为选择培养(pH 8.8～9.0)。霍乱弧菌过氧化氢酶阳性,氧化酶阳性,能发酵葡萄糖、蔗糖和甘露醇等,产酸不产气;吲哚试验阳性。抗原构造与分型:有耐热的 O 抗原和不耐热的 H 抗原。O 抗原具有特异性,可将霍乱弧菌分为 155 个血清群,其中 O1 群和 O139 群引起霍乱。抵抗力:对热、酸、消毒剂敏感。

O1 群根据表型差异分为 2 个生物型 $\begin{cases}\text{古典生物型}\\\text{El-Tor 生物型}\end{cases}$

(2)致病物质:①霍乱肠毒素:由 A 亚单位(毒性亚单位)与 B 亚单位(结合亚单位)构成,通过活化腺苷环化酶,使细胞内 cAMP 水平升高,使细胞分泌功能亢进,导致严重的水和电解质丧失,产生腹泻和呕吐。②鞭毛:有助于细菌穿过肠黏膜表面黏液层而接近肠壁上皮细胞。③菌毛有黏附定植作用。④O139 群弧菌还具有荚膜和特殊 LPS 毒性决定簇,抵抗血清中杀菌物质和黏附小肠黏膜的作用。

（3）所致疾病：霍乱，该病属于我国规定的甲类法定报告传染病。人是霍乱弧菌的唯一易感者。传染源为患者和带菌者；传播途径主要是通过污染的水源或食物经口摄入。

（4）免疫性：感染后可获得牢固免疫力（抗肠毒素及抗菌抗体）。O1 群与 O139 群之间无交叉免疫保护。

（5）对重点人群接种疫苗是预防霍乱的有效方法。由我国科学家自主研制成功的口服重组 B 亚单位/菌体霍乱疫苗（rBS-WC）已经上市，成为世界卫生组织正式推荐的口服霍乱疫苗之一。

6. 副溶血性弧菌　中等大小革兰阴性弧菌，存在于近海的海水、海底沉积物和鱼类、贝类等海产品中，是我国大陆沿海地区食物中毒中最常见的一种病原菌。

7. 幽门螺杆菌　革兰染色阴性，细长弯曲呈弧形、S 形或海鸥状，是螺杆菌属的代表菌种。该菌经粪-口途径感染，致病可能与该菌的黏附素、尿素酶、蛋白酶和空泡毒素等多种致病因子的协同作用有关。主要引起慢性胃炎、胃和十二指肠溃疡等疾病。

【测试题】

(一)选择题

A1 型题

1. 鉴别肠道致病菌与非致病菌主要依据
    A. 是否发酵葡萄糖　　　　B. 是否分解乳糖　　　　C. 是否具有鞭毛
    D. 是否具有菌毛　　　　　E. 是否具有芽胞

2. 能产生外毒素的志贺菌是
    A. 痢疾志贺菌　　　　　　B. 福氏志贺菌　　　　　C. 鲍氏志贺菌
    D. 宋内志贺菌　　　　　　E. 以上都不是

3. 我国规定的饮水、食品等卫生细菌学检查的指标菌是
    A. 伤寒沙门菌　　　　　　B. 大肠埃希菌　　　　　C. 痢疾志贺菌
    D. 变形杆菌　　　　　　　E. 链球菌

4. 肥达试验的原理是
    A. 定性凝集试验　　　　　B. 半定量凝集试验　　　C. 沉淀反应
    D. 中和反应　　　　　　　E. 补体结合反应

5. 霍乱弧菌的主要致病物质是
    A. 内毒素　　　　　　　　B. 外毒素　　　　　　　C. 荚膜
    D. Vi 抗原　　　　　　　　E. 鞭毛

6. 伤寒沙门菌 Vi 抗原属于
    A. 毒力抗原　　　　　　　B. 菌体抗原　　　　　　C. 鞭毛抗原
    D. 共同抗原　　　　　　　E. 以上都不是

7. 与立克次体有共同抗原的肠道杆菌是
    A. 沙门菌的某些菌株　　　B. 志贺菌的某些菌株　　C. 埃希菌的某些菌株
    D. 变形杆菌的某些菌株　　E. 克雷伯菌的某些菌株

8. 分解葡萄糖产酸产气、不分解乳糖、H_2S 试验（＋）、动力试验（＋）、尿素酶试验（—），可能是下列哪种肠道菌
    A. 大肠埃希菌　　　　　　B. 伤寒沙门菌　　　　　C. 志贺菌

D. 变形杆菌　　　　　　　　E. 肖氏沙门菌

9. 关于伤寒与副伤寒沙门菌致病特点的说法,正确的是

A. 潜伏期内细菌在肠系膜淋巴结繁殖　　B. 不引起菌血症

C. 发病 2 周内没有第二次菌血症　　　　D. 不侵犯肝、脾、肾等器官

E. 患病后机体获得的免疫力不强

10. 志贺菌属引起的疾病是

A. 阿米巴痢疾　　　　　　B. 细菌性痢疾　　　　　　C. 慢性肠炎

D. 假膜性肠炎　　　　　　E. 肠热症

11. 机体抗伤寒的免疫力主要依赖于

A. 体液免疫　　　　　　　B. 补体的作用　　　　　　C. 中性粒细胞的吞噬作用

D. 抗生素的使用　　　　　E. 细胞免疫

12. 肠热症病人发病 1 周内,检出伤寒沙门菌阳性率最高的方法是

A. 尿培养　　　　　　　　B. 血培养　　　　　　　　C. 粪便培养

D. 痰培养　　　　　　　　E. 胆汁培养

13. 肠热症并发症之一是肠穿孔,其原因是

A. 细菌的直接作用　　　　　　　　　　B. 肠梗阻所致

C. 肠壁淋巴组织发生超敏反应　　　　　D. 毒素的直接作用

E. 胃酸过多所致

14. 下列肠道感染细菌中动力试验均为(一)的是

A. 沙门菌属　　　　　　　B. 弧菌属　　　　　　　　C. 大肠埃希菌

D. 变形杆菌属　　　　　　E. 志贺菌属

15. 志贺菌属不具有的物质是

A. 内毒素　　　B. 外毒素　　　　C. O 抗原　　　D. 菌毛　　　　E. H 抗原

16. 关于肠道杆菌的特性,下列哪项是错误的

A. 均为 G⁻ 杆菌,多数有鞭毛和菌毛　　B. 能分解多种糖类,并具有鉴别作用

C. 多由消化道传播致病　　　　　　　　D. 致病物质主要为外毒素

E. 抵抗力不强

17. 对肠道杆菌的实验室检查中,下列哪项无鉴别意义

A. 生化反应　　　　　　　　　　　　　B. 血清学反应

C. 细菌分离培养　　　　　　　　　　　D. 革兰染色进行形态学检查

E. 动力观察

18. 下列症状中,哪一项不是伤寒病的表现

A. 持续高热　　　　　　　B. 相对缓脉　　　　　　　C. 白细胞低下

D. 皮肤出现玫瑰疹　　　　E. 口腔黏膜出现柯氏斑

19. 痢疾志贺菌的致病因素除侵袭力外,还可产生

A. 肠毒素　　　　　　　　B. 外毒素　　　　　　　　C. 内毒素

D. 内毒素和外毒素　　　　E. 霍乱样毒素

20. 初步鉴定肠道杆菌常用的生化反应试验是

A. 菊糖发酵试验　　　　　B. 尿素分解试验　　　　　C. 胆汁溶解试验

D. 吲哚试验　　　　　　　E. 乳糖发酵试验

A2 型题

21. 患儿，女，10 岁，因持续发热 12 天，体温在 38～39℃，每日腹泻 3～4 次，肝肋下 1.0cm，脾肋下 2.0cm，血常规：白细胞 $5.0 \times 10^9/L$；肥达反应结果："O" 凝集价为 1∶160，"H" 凝集价为 1∶160，你认为最可能的诊断是

  A. 病毒性的肝炎　　　　B. 伤寒　　　　　　　C. 疟疾

  D. 钩端螺旋体病　　　　E. 细菌性痢疾

22. 某男生不洁饮食后出现腹痛、腹泻，有黏液血便，伴里急后重，体温 38.5℃，化验血常规：白细胞 $10 \times 10^9/L$，中性粒细胞 90%，淋巴细胞 10%；粪常规：黏液（＋＋），红细胞 6 个/HP，白细胞 10 个/HP，你认为最可能的诊断是

  A. 细菌性痢疾　　　　　B. 病毒性肠炎　　　　C. 肠热症

  D. 霍乱　　　　　　　　E. 食物中毒

B 型题

（23～26 题共用备选答案）

  A. 定植因子　　　　　　B. 肠毒素　　　　　　C. 志贺样毒素

  D. 脂多糖　　　　　　　E. K 抗原

23. 能黏附于肠黏膜细胞的致病物质是

24. 能致机体持续高热的致病物质是

25. 有抗吞噬作用的物质是

26. 可导致严重腹泻的物质是

（二）填空题

1. _____ 试验对初步鉴别肠杆菌科中致病菌和非致病菌有重要价值，非致病菌一般能分解 _____，而致病菌多数 _____。

2. 肠道杆菌的抗原构造主要有 _____、_____ 和包膜抗原。

3. 大肠埃希菌某些血清型可引起人类腹泻，根据其致病机制不同可分为 _____、_____、_____、_____ 和 _____ 五种类型。

4. 志贺菌属的主要致病物质包括 _____、_____ 和 _____。

5. 对细菌性痢疾进行病原分离检查，采取标本应是 _____ 或 _____。

6. 霍乱弧菌的两个生物型是 _____ 和 _____。

7. 霍乱弧菌到达小肠后，黏附于 _____ 并迅速 _____，在繁殖过程中产生 _____ 而致病。

（三）名词解释

1. 肥达试验　2. 耐热肠毒素　3. 不耐热肠毒素　4. 志贺毒素　5. 肠热症

（四）问答题

1. 简述五种致病性大肠杆菌的致病特点。

2. 试述志贺菌属的致病物质及其作用机制。

3. 简述沙门菌属的致病物质与致病类型。

4. 试述肥达试验在协助诊断伤寒或副伤寒时，O 及 H 抗体升高的特点及意义。

【参考答案】

（一）选择题

1. B　　2. A　　3. B　　4. B　　5. B　　6. A　　7. D　　8. E　　9. A　　10. B

11. E　　12. B　　13. C　　14. E　　15. E　　16. D　　17. D　　18. E　　19. D
20. E　　21. B　　22. A　　23. A　　24. D　　25. E　　26. B

(二)填空题

1. 乳糖发酵　乳糖　不能分解乳糖

2. O 抗原　H 抗原

3. 肠产毒素型大肠埃希菌　肠致病型大肠埃希菌　肠侵袭型大肠埃希菌　肠出血型大肠埃希菌　肠集聚型大肠埃希菌

4. 侵袭力　内毒素　外毒素

5. 黏液脓血便　肛拭

6. 古典生物型　El-Tor 生物型

7. 肠黏膜表面　繁殖　肠毒素

(三)名词解释

答案见教材第十八章或内容概要。

(四)问答题

1. 答案见教材第十八章表 18-2 常见致病性大肠埃希菌的致病特点比较。

2~4. 答案见教材第十八章或内容概要。

(邵玲巧　姜凤良)

► 第十九章

厌氧性细菌 ◄

【学习目标】

1. 掌握破伤风梭菌的生物学性状、感染条件及致病性;破伤风的特异性防治原则。

2. 熟悉产气荚膜梭菌、肉毒梭菌的生物学性状、致病性及防治原则。

3. 了解无芽胞厌氧菌的致病性及防治原则。

【内容概要】

1. 破伤风梭菌

(1)生物学性状:为革兰阳性杆菌,菌体细长,有周鞭毛,无荚膜;芽胞正圆形,直径大于菌体,位于菌体顶端,呈鼓槌状,为本菌特征之一。该菌为专性厌氧菌,营养要求不高,常用庖肉培养基或血琼脂培养基培养。该菌芽胞抵抗力强,能耐煮沸1小时,在土壤中可存活数十年,繁殖体对青霉素敏感。

(2)感染条件:破伤风梭菌的芽胞可由伤口侵入人体,只在入侵局部发芽繁殖并产生外毒素而引起破伤风。伤口的厌氧微环境是此菌感染的重要条件。如窄而深的伤口、混有泥土或异物污染、创伤及烧伤所致大量组织坏死导致局部组织缺血、同时伴有需氧菌或兼性厌氧菌混合感染等,这些因素均易造成伤口局部缺氧环境。

(3)致病机制:破伤风梭菌在厌氧的伤口局部繁殖,产生痉挛毒素,毒素入血形成毒血症,毒素可被运动神经终板吸收,沿神经纤维间隙至脊髓前角细胞,也可经淋巴或血液到达中枢神经系统,对脑干和脊髓灰质有高度亲和力,与抑制性突触前膜的神经节苷脂结合,阻止抑制性介质的释放,使运动神经元抑制解除,持续兴奋,而使骨骼肌发生强直性痉挛。

(4)破伤风的防治原则:主要包括三方面:①正确处理伤口及清创扩创。②进行特异性预防,注射类毒素进行主动免疫,可有效地预防破伤风的发生。目前我国对3~6个月的婴儿进行计划免疫,采用的是白百破三联疫苗制剂,可同时获得对百日咳、白喉和破伤风这三种常见病的免疫力。对伤口污染严重者,除彻底清创外,应立即注射破伤风抗毒素(TAT)1 500~3 000U作为紧急预防,同时可注射类毒素进行主动免疫。③治疗,包括使用特异性抗毒素及抗生素。特异性治疗应早期、足量应用破伤风抗毒素。

2. 产气荚膜梭菌 为革兰阳性粗大杆菌,两端钝圆,大小约为(3~5)μm×(1~1.5)μm,组织中常呈链状排列,无鞭毛,在体内产生明显荚膜,芽胞呈椭圆形,位于菌体中央或次极端,直径小于菌体横径。本菌厌氧,单要求不严格,在庖肉培养基上生长迅速。在含牛乳的培养基中生长出现"汹涌发酵"现象,是本菌特点之一。该菌能产生多种外毒素和侵袭性酶,导致气性坏疽、食物中毒和坏死性肠炎等疾病。

3. 肉毒梭菌 为革兰阳性粗大杆菌,两端钝圆,大小为(4~6)μm×(1~1.2)μm,无荚膜,有鞭毛;芽胞呈椭圆形,位于菌体的次极端,比菌体宽,使菌体呈网球拍状。该菌严格厌氧,营养要求不高,芽胞抵抗力强。该菌的致病物质为肉毒毒素,此毒素是已知毒素中毒性最强的一种外毒素,为嗜神经毒素,肠道吸收后经淋巴和血液循环到达胆碱能神经,抑制神经-肌接头处乙酰胆碱的释放,影响神经冲动传递,导致肌肉松弛性麻痹。

【测试题】

(一)选择题

A1 型题

1. 在土壤中的破伤风梭菌芽胞最长可以存活

    A. 数日   B. 数月   C. 数年   D. 十余年   E. 数十年

2. 破伤风梭菌的致病机制是

    A. 破伤风梭菌通过血流侵入中枢神经系统大量增殖致病

    B. 破伤风痉挛毒素侵入中枢神经系统致病

    C. 破伤风溶血毒素侵入中枢神经系统致病

    D. 破伤风梭菌产生内毒素引起休克

    E. 破伤风梭菌引起败血症

3. 某患者大面积烧伤,伤口坏死组织多,你应首先采取以下哪种方法给预处理

    A. 清创、扩创,给予 TAT 注射   B. 清创、扩创,注射 DPT

    C. 清创、扩创,注射 OT   D. 简单处理伤口以便减少患者的疼痛

    E. 立即注射大剂量链霉素

4. 注射 TAT 的目的是

    A. 对易感人群进行预防接种   B. 对可疑破伤风患者进行治疗及紧急预防

    C. 杀灭伤口中繁殖的破伤风梭菌   D. 主要用于儿童的预防接种

    E. 中和与神经细胞结合的毒素

5. 可以引起食物中毒的病原菌是

    A. 炭疽杆菌   B. 破伤风梭菌   C. 脆弱类杆菌

    D. 产气荚膜梭菌   E. 产黑色素杆菌

6. 引起气性坏疽的病原体是

    A. 炭疽杆菌   B. 变形杆菌   C. 产气肠杆菌

    D. 鼠疫耶尔森菌   E. 产气荚膜梭菌

7. 目前已知的细菌毒素中毒性最强的是

    A. 破伤风痉挛毒素   B. 金葡菌肠毒素   C. 霍乱肠毒素

    D. 肉毒毒素   E. 志贺毒素

8. 肉毒梭菌引起的食物中毒是以( )症状为主

    A. 消化系统   B. 呼吸系统   C. 神经系统

    D. 泌尿系统   E. 循环系统

9. 在人体肠道正常菌群中,占绝对优势的是

    A. 链球菌   B. 大肠埃希菌   C. 变形杆菌

    D. 白假丝酵母菌   E. 无芽胞厌氧菌

A2 型题

10. 有一慢性肝脓肿患者,吸出脓液黏稠带有恶臭,有气体。在紫外线下照射发出荧光。常规培养未分离到细菌。使用氨基糖苷类抗生素(链霉素、卡那霉素、庆大霉素等)长期

治疗无效。请考虑可能是哪类细菌感染

    A. 葡萄球菌   B. 产气荚膜梭菌   C. 无芽胞厌氧菌

    D. 结核分枝杆菌   E. 大肠埃希菌

11. 某女,36岁,下腹部疼痛4天,并伴有阵发性痉挛性疼痛,阴道有大量黄色无气味的分泌物。1周前曾做过经阴道的结扎手术,患者阴道后穹隆穿刺术抽得20ml带血、恶臭的脓性液体,厌氧菌培养得 G⁻ 杆菌。你认为患者感染下述哪种细菌的可能性大

    A. 大肠埃希菌   B. 肺炎克雷伯菌   C. 变形杆菌

    D. 铜绿假单胞菌   E. 脆弱类杆菌

A3 型题

(12~13题共用题干)

患者,35岁,1周前在施工中受伤,入院时面部肌肉抽搐,苦笑面容,1日前出现张口困难,遇喝水时有呛水现象。

12. 你认为患者可能患哪种病

    A. 破伤风   B. 气性坏疽   C. 大叶性肺炎

    D. 伤寒   E. 百日咳

13. 其致病物质可能是

    A. 内毒素   B. 痉挛毒素   C. 肉毒毒素

    D. 耐热肠毒素   E. 类毒素

B 型题

(14~16题共用备选答案)

    A. 细菌呈鼓槌状   B. 血平板上双溶血环   C. 培养后出现似露滴状菌落

    D. 能产生 β-内酰胺酶   E. 细菌呈网球拍状

14. 符合产气荚膜梭菌的特点是

15. 符合破伤风梭菌的特点是

16. 符合肉毒梭菌的特点是

(17~20题共用备选答案)

    A. 毒素作用于中枢神经系统   B. 毒素作用于外周胆碱能神经

    C. 毒素仅作用于肠黏膜上皮细胞   D. 引起牙周脓肿最常见的细菌

    E. 在牛奶培养基上可产生"汹涌发酵"现象

17. 产气荚膜梭菌

18. 无芽胞厌氧菌

19. 肉毒梭菌

20. 破伤风梭菌

(21~23题共用备选答案)

    A. 外毒素   B. 内毒素   C. 类毒素   D. 抗生素   E. 抗毒素

21. 厌氧芽胞梭菌的主要致病物质是

22. 特异性紧急预防和治疗破伤风梭菌感染用

23. 治疗无芽胞厌氧菌所致的感染需用

(24~27题共用备选答案)

    A. 破伤风梭菌   B. 产气荚膜梭菌   C. 肉毒梭菌

D. 艰难梭菌　　　　　　E. 霍乱弧菌

24. 导致神经末梢麻痹性食物中毒的病原菌为

25. 能引起全身骨骼肌痉挛的病原菌是

26. 引起局部组织水肿、气肿,触摸有捻发感,严重时伴大块组织坏死等症状的病菌是

27. 因人工培养较困难,且与假膜性肠炎有关的病菌为

(二)填空题

1. 厌氧芽胞杆菌只有一个属即_____。革兰染色为_____菌,主要包括_____、_____、_____等。

2. 破伤风梭菌的芽胞呈圆形,位于菌体_____,其直径_____菌体宽度。

3. 破伤风类毒素是破伤风外毒素经_____处理后,使_____消失,保留完整的_____而制成的生物制品。

4. 对破伤风患者的治疗应尽早注射_____中和游离的外毒素,同时注射大剂量_____以杀死破伤风梭菌的繁殖体。

5. 破伤风梭菌可产生_____和_____两种毒素。

6. 预防破伤风,可接种_____进行人工主动免疫或注射_____进行紧急预防。

7. 产气荚膜梭菌在牛乳培养基中生长繁殖,可出现_____现象。

8. 产气荚膜梭菌引起的主要疾病有_____、_____。

9. 产气荚膜梭菌的芽胞位于菌体的_____部位,其直径比菌体_____。

10. 肉毒梭菌的芽胞位于菌体的_____部位,使菌体形成_____状。

11. 目前已知毒性最强的生物毒素是_____,其毒性比氰化钾还强_____倍。

12. 肉毒梭菌的致病物质是_____,可导致肌肉_____型麻痹。

13. 无芽胞厌氧菌大多数是人体的_____,多引起_____感染。

(三)名词解释

1. 厌氧性细菌　2."汹涌发酵"现象　3. 破伤风抗毒素　4. 肉毒毒素

(四)问答题

1. 简述破伤风梭菌的感染条件、主要致病物质及致病机制。

2. 简述破伤风梭菌的特异性防治原则。

3. 简述肉毒毒素的致病机制。

4. 简述无芽胞厌氧菌的感染特征。

【参考答案】

(一)选择题

1. E　　2. B　　3. A　　4. B　　5. D　　6. E　　7. D　　8. C　　9. E　　10. C
11. E　　12. A　　13. B　　14. B　　15. A　　16. E　　17. E　　18. D　　19. B
20. A　　21. A　　22. E　　23. D　　24. C　　25. A　　26. B　　27. D

(二)填空题

1. 梭状芽胞杆菌属　革兰阳性　破伤风梭菌　产气荚膜梭菌　肉毒梭菌

2. 顶端　大于

3. 0.3%～0.4%甲醛　毒性　抗原性

4. 破伤风抗毒素　青霉素

5. 破伤风溶血毒素　破伤风痉挛毒素

6. 破伤风类毒素 破伤风抗毒素

7. 汹涌发酵

8. 气性坏疽 食物中毒

9. 次极端 小

10. 次极端 网球拍状

11. 肉毒毒素 10 000

12. 肉毒毒素 弛缓

13. 正常菌群 内源性

(三)名词解释

答案见教材第十九章。

(四)问答题

1～3. 答案见教材第十九章或内容概要。

4. ①内源性感染,多呈慢性过程;②无特定病型;③分泌物或脓液黏稠,有恶臭,有时有气体;④分泌物直接涂片可见细菌,但普通培养法无细菌生长;⑤使用氨基糖苷类抗生素无效。

(胡生梅)

▶ 第二十章

分枝杆菌属与放线菌属 ◀

【学习目标】

1. 掌握结核分枝杆菌主要生物学特性、致病物质及致病特点；结核菌素试验的原理、结果分析与应用。

2. 熟悉机体对结核分枝杆菌的免疫特点、检查方法和防治原则。

3. 了解麻风分枝杆菌和放线菌的致病性。

【内容概要】

分枝杆菌属细菌细胞壁含有大量类脂，一般不容易着色，若经加温延长染色时间而着色后，能抵抗强脱色剂盐酸酒精的脱色，故又称为抗酸杆菌。

1. 结核分枝杆菌的主要生物学特性　结核分枝杆菌经抗酸染色后呈细长微弯的红色杆菌，为抗酸阳性；营养要求高，专性需氧，生长慢，在罗氏培养基上 2～4 周后才出现菜花样粗糙菌落；对湿热、紫外线、乙醇等较敏感，而对干燥、酸、碱和某些染料抵抗力较强。结核分枝杆菌在形态染色性、毒力及耐药性等方面易发生变异。

2. 结核分枝杆菌的致病物质和致病特点　结核分枝杆菌不产生内、外毒素，其致病性可能与细菌在组织细胞内大量繁殖引起炎症，菌体成分（菌体脂质、蛋白质及多糖等）的毒性作用，以及机体对菌体成分产生的免疫损伤有关。

结核分枝杆菌的感染方式多样，以经呼吸道感染引起肺结核最常见。临床上表现为原发感染和原发后感染两种类型。原发感染多发生于儿童，结核分枝杆菌通过飞沫、尘埃等经呼吸道进入肺泡，引起渗出性炎症病灶，称为原发灶。原发灶内的结核分枝杆菌可经淋巴管扩散至肺门淋巴结，引起淋巴管炎和淋巴结肿大，X 线胸片显示哑铃状阴影，称为原发综合征。原发后感染多发生于成年人，为再次感染。病菌可以是外来的（外源性感染）或原来潜伏在原发病灶内的（内源性感染）。由于机体已有特异性细胞免疫，故原发后感染的特点是病灶多局限，一般不累及邻近的淋巴结。

3. 机体对结核分枝杆菌的免疫特点　机体抗结核免疫为带菌免疫或称感染性免疫，即只有当结核分枝杆菌或其组分存在于体内时才有免疫力。结核分枝杆菌为胞内寄生菌，其免疫以细胞免疫为主，在对机体产生保护作用的同时，也有迟发型超敏反应产生，两者均为 T 细胞介导的结果。

4. 结核菌素试验　结核菌素试验原理属于迟发型超敏反应，是应用结核菌素进行皮肤试验，来检测受试者对结核分枝杆菌是否有迟发型超敏反应的一种试验。局部出现红肿硬结直径＞5mm 者为阳性，表明机体曾感染过结核分枝杆菌或已建立迟发型超敏反应，同时也有细胞免疫；局部无红肿硬结或红肿硬结＜5mm 为阴性，表明机体未曾感染过结核分枝杆菌，对结核无细胞免疫；局部红肿硬结＞15mm 者为强阳性反应，表明可能有活动性结核,应进一步追查病灶。结核菌素试验的应用:①选择卡介苗接种对象及免疫效果的测定,若结核菌素试验阴性则应接种卡介苗,接种后若结核菌素试验已转阳,表明已产生免疫力;②作为婴幼儿结核病的辅助诊断;③在未接种卡介苗的人群中作结核分枝杆菌感染的流行病学调查;④用于测定肿瘤患者等的细胞免疫功能。

5. 结核分枝杆菌的实验室检查方法和防治原则 采取患者的痰标本等直接涂片或集菌处理后涂片经抗酸染色查抗酸杆菌,是诊断开放性肺结核的常用方法。必要时可将标本接种于改良罗氏培养基培养后进一步鉴定,并作药物敏感试验,以选择敏感药物,提高疗效。防治原则为早期发现和早期治疗,联合用药,彻底治愈。给新生儿接种卡介苗是预防结核病的有效方法。

6. 麻风分枝杆菌形态、染色性与结核分枝杆菌相似。细长、略带弯曲,常呈束状排列,抗酸染色阳性。麻风分枝杆菌在体外人工培养至今仍未成功。本菌经皮肤、黏膜侵入人体,所致疾病为麻风。临床上可分为结核样型和瘤型,前者免疫力较强,不侵犯内脏,传染性低;后者免疫力低,可侵犯内脏,传染性强。定期普查,早期发现病人,及早隔离治疗等是目前主要的防治方法。

【测试题】

(一)选择题

A1 型题

1. 下列结核分枝杆菌的特性,哪一项不正确
    A. 抗酸染色呈红色,为抗酸菌　　　B. 营养要求高,生长缓慢
    C. 耐酸碱,6％硫酸中可存活 30 分钟　　D. 有毒菌株为光滑型
    E. 有毒菌株在液体培养基中呈索状生长

2. 下列细菌中繁殖速度最慢的是
    A. 大肠埃希菌　　　B. 肺炎链球菌　　　C. A 群链球菌
    D. 脑膜炎奈瑟球菌　　　E. 结核分枝杆菌

3. PPD/OT 试验的原理是
    A. 毒素抗毒素中和试验　　　B. 结核菌素的毒性作用
    C. Ⅰ型超敏反应　　　D. Ag-Ab 复合物在局部沉积
    E. 迟发型超敏反应

4. 结核菌素试验阳性最合理的判断是
    A. 正在患结核病　　　B. 结核恢复期　　　C. 结核隐性感染
    D. 结核病已治愈　　　E. 感染过结核或接种过卡介苗

5. 结核菌素试验阴性,下述哪一种解释是正确的
    A. 未受过结核感染,对结核有免疫力
    B. 可能是原发感染早期或正患严重结核病
    C. 可以诊断患儿正患麻疹
    D. 这种结核病患者没有传染性
    E. 这种结核病患者病情较轻

6. 肺结核病人痰抹片可用下列哪种方法助诊
    A. 革兰染色法　　　B. 亚甲蓝染色法　　　C. 墨汁染色法
    D. 镀银染色法　　　E. 齐-尼抗酸染色法

7. 以下哪种对象最适于接种卡介苗
  A. 长期低热,咳嗽,疑为肺结核的患儿　　B. 结核菌素试验阴性的细胞免疫缺陷者
  C. 结核菌素试验阴性的麻疹患儿　　 D. 结核菌素试验阴性的健康儿童
  E. 结核菌素试验阳性的健康儿童

8. 下列哪种细菌属抗酸菌
  A. 幽门螺杆菌　　 B. 百日咳杆菌　　 C. 麻风分枝杆菌
  D. 流感嗜血杆菌　　 E. 炭疽杆菌

A2 型题

9. 男,30 岁,1 个月前感到疲劳,食欲减少,体重减轻,发热,咳嗽,咳痰带血丝。取标本涂片用抗酸染色法染色,镜下见到染成红色、细长弯曲有分枝的杆菌。谁最先发现了该种细菌
  A. 巴斯德　　 B. 郭霍　　 C. 李斯特
  D. 伊万诺夫斯基　　 E. 汉斯

A3 型题

(10~13 题共用题干)

患者,女,18 岁,就诊时主诉:咳嗽,痰中带血丝,常感疲乏无力,食欲不佳,夜间盗汗,心悸等。医生怀疑为肺结核并对其进行检查,嘱病人留痰送检。

10. 痰液标本涂片检查应选用的方法是
  A. 革兰染色　　 B. 墨汁染色　　 C. 特殊染色
  D. 抗酸染色　　 E. 奈瑟染色

11. 如果痰液标本涂片查不到抗酸杆菌,进一步作病原学检查可采用
  A. X 线胸透　　 B. PCR 试验　　 C. 沉淀试验
  D. 凝集试验　　 E. 补体结合试验

12. 如果是结核分枝杆菌感染,其致病物质与下列哪种无关
  A. 荚膜　　 B. 结核菌素　　 C. 索状因子
  D. 蜡质 D　　 E. 鞭毛

13. 痰结核分枝杆菌培养,应选用的培养基是
  A. 血平板　　 B. 巧克力色培养基　　 C. 罗氏培养基
  D. 沙保培养基　　 E. 普通琼脂培养基

B 型题

(14~15 题共用备选答案)
  A. 荚膜　　 B. 蜡质 D　　 C. 索状因子
  D. 硫酸脑苷脂　　 E. 磷脂

14. 能引起迟发型超敏反应的物质是

15. 能促进结核结节形成和干酪样坏死的物质是

(二)填空题

1. 结核分枝杆菌常用_____染色,呈_____色。

2. 分离培养结核分枝杆菌常用_____培养基,一般_____时间可见菌落生长。

3. 结核分枝杆菌主要的致病物质有_____、_____、_____。

4. 结核分枝杆菌对湿热较敏感,在液体中加热_____℃_____分钟即可死亡。

5. 卡介苗是用_____制备而成的_____疫苗。

6. 结核分枝杆菌侵入机体的途径有_____、_____、_____等。

7. 抗结核免疫以_____免疫为主,亦称_____。

8. 最常见的结核病为_____。预防结核病可接种_____。

9. 结核菌素试验所用的试剂有_____和_____两种。

10. 麻风分枝杆菌主要是通过_____和_____两种途径传播。

11. 根据麻风的临床表现和病理变化,可将麻风分为_____型麻风和_____型麻风。

(三)名词解释

1. 抗酸杆菌　2. 感染性免疫　3. 卡介苗　4. 结核菌素试验

(四)问答题

1. 简述结核菌素试验的原理,解释试验结果,及其实际应用。

2. 简述抗酸染色法的操作步骤及实际应用。

【参考答案】

(一)选择题

1. D　　2. E　　3. E　　4. E　　5. B　　6. E　　7. D　　8. C　　9. B　　10. D

11. B　　12. E　　13. C　　14. B　　15. E

(二)填空题

1. 抗酸　红色

2. 罗氏　2～4 周

3. 荚膜　脂质　蛋白质

4. 62～63　15

5. 牛型结核分枝杆菌　减毒活

6. 呼吸道　消化道　破损的皮肤黏膜

7. 细胞　感染性免疫或有菌免疫

8. 肺结核　卡介苗

9. 旧结核菌素(OT)　纯蛋白衍生物(PPD)

10. 呼吸道　密切接触

11. 瘤　结核样

(三)名词解释

答案见教材第二十章或内容概要。

(四)问答题

1. 答案见教材第二十章或内容概要。

2. 抗酸染色方法是:涂片、干燥、固定后,按以下步骤进行染色。

(1)初染:滴加石炭酸复红液于涂片上,加温染色 3～5 分钟后,水洗。

(2)脱色:滴加 3% 盐酸乙醇脱色,直至无明显颜色脱出为止,水洗。

(3)复染:滴加碱性亚甲蓝液复染 1 分钟后,水洗。

结果:抗酸菌被染成红色,细胞及其他细菌被染成蓝色。

应用:镜检如发现抗酸杆菌,结合临床症状与标本来源,可作出结核、麻风等疾病的诊断。

(胡生梅)

▶ 第二十一章

其他病原性细菌 ◀

【学习目标】

1. 掌握人兽共患病概念；白喉棒状杆菌主要生物学性状、致病性及特异性防治原则。

2. 熟悉炭疽芽胞杆菌、铜绿假单胞菌的致病性及防治原则。

3. 了解流感嗜血杆菌、百日咳鲍特菌、军团菌属、布鲁菌属、鼠疫耶尔森菌的主要生物学性状、致病性与防治原则。

【内容概要】

1. 炭疽芽胞杆菌为革兰阳性粗大杆菌，菌体两端平切，呈链状排列，状如竹节。在机体内能形成荚膜，在体外可形成芽胞。其致病物质是荚膜和炭疽毒素，主要引起草食动物的炭疽病，人亦可被感染。临床类型有三种：①皮肤炭疽：最常见，细菌通过微小伤口侵入，病变中心出现黑色坏死、形成焦痂，故名"炭疽"。②肺炭疽：吸入芽胞所致，患者寒战、高热、胸痛、呼吸困难及全身中毒症状，死亡率高。③肠炭疽：食入病畜含菌肉类，患者呕吐、腹痛、便血及全身中毒症状，2～3 天死于毒血症。患者病后可获持久的免疫力。

2. 布鲁菌属为革兰阴性小杆菌，在体内可形成荚膜。营养要求高，生长缓慢。致病物质主要为内毒素，此外还有荚膜、透明质酸酶等。牛、羊、猪是本菌的自然宿主，人类感染主要通过接触病畜及其分泌物或接触被污染的畜产品。细菌经呼吸道、消化道、皮肤、黏膜等多种途径侵入机体，引起布鲁菌病，也称为波浪热。本菌为细胞内寄生菌，较难根治，易转为慢性。机体感染布鲁菌后获得一定的免疫力，以细胞免疫为主。

3. 鼠疫耶尔森菌为革兰阴性小杆菌，卵圆形，菌体两端钝圆并浓染，在机体内能形成荚膜。其致病物质为荚膜、鼠毒素、内毒素、侵袭性酶等。主要寄生于啮齿类动物，经鼠蚤传染给人。临床有三种类型：①腺鼠疫：此型最常见，细菌经鼠蚤叮咬人时传染给人，主要表现为淋巴结肿大、出血、坏死和溃疡。好发于腹股沟、腋下及颈部。②肺鼠疫：吸入含菌的尘埃可引起原发性肺鼠疫，腺鼠疫和败血型鼠疫蔓延可致继发性肺鼠疫，患者高热、咳嗽、胸痛、咯血、呼吸困难等。③败血型鼠疫：多继发于腺鼠疫或肺鼠疫，此型最严重，若无抢救措施，患者很快死亡。鼠疫是一种烈性传染病，死亡率极高。在患者死前皮肤高度发绀，故有"黑死病"之称。患者病后可获持久的免疫力。

4. 铜绿假单胞菌又称绿脓杆菌，为革兰阴性小杆菌，常呈多形态，菌体一端有 1～3 根鞭毛，有菌毛。其致病物质主要是内毒素、外毒素、蛋白分解酶和杀白细胞素等。该菌为条件致病菌，常引起继发感染，临床上常见的有皮肤和皮下组织感染，手术切口、烧伤组织感染。

5. 流感嗜血杆菌为革兰阴性小杆菌，多数菌株有菌毛，毒力株有荚膜。生长需要 X 和 V 因子。将流感嗜血杆菌与金黄色葡萄球菌在同一血琼脂平板上培养时，因金黄色葡萄球菌能合成 V 因子,可出现离金黄色葡萄球菌越近的流感嗜血杆菌的菌落越大的现象,此现象称为"卫星现象"。其主要致病物质为荚膜、菌毛及内毒素等。原发性感染多见儿童,常见的有鼻咽炎、喉炎、化脓性关节炎、脑膜炎、心包炎及败血症等。继发性感染多见于成人,常在流感、肺结核等感染后发生。

6. 百日咳鲍特菌为革兰阴性,卵圆形短小杆菌,是引起百日咳的病原菌。致病物质有荚膜、菌毛、内毒素及其他多种生物活性物质,通过飞沫经呼吸道传播,反射性地引起剧烈的连续性咳嗽。病程分为三期:卡他期、痉咳期、恢复期。由于整个病程较长,症状以咳嗽为主,故名百日咳。病后或预防接种后,可获得持久免疫力。特异性预防是注射白百破三联疫苗。

7. 嗜肺军团菌为革兰阴性粗短杆菌,有菌毛和端生或侧生鞭毛,有微荚膜。其致病物质为微荚膜、菌毛、毒素和多种酶类。主要通过呼吸道吸入带菌飞沫、气溶胶而感染,可引起军团病。临床有流感样型、肺炎型和肺外感染三种类型。流感样型可出现发热、不适,头痛和肌肉疼痛,预后良好;肺炎型起病急,表现为以肺部感染为主的多器官损害,可导致呼吸衰竭。肺外感染型为继发性感染,当重症军团菌病发生菌血症时,细菌可散布至全身多部位,如脑、肠、肾、肝、脾等,出现多脏器感染的症状。

8. 白喉棒状杆菌为革兰染色阳性、细长微弯的杆菌,菌体一端或两端膨大,呈棒状,有明显的异染颗粒,是引起白喉的病原菌。该菌的致病因素主要为白喉外毒素,能抑制敏感细胞蛋白质的合成,引起局部细胞坏死、白细胞及纤维素渗出,形成灰白色膜状物,称为假膜。假膜脱落可引起呼吸道阻塞,导致呼吸困难或窒息,是白喉早期致死的主要原因。外毒素可入血,迅速与周围神经、心肌、肾上腺、肝、肾等敏感组织细胞结合,引起心肌炎、软腭麻痹、声嘶、肾上腺功能障碍等。约有 2/3 患者在发病后 2 周出现中毒性心肌炎,是白喉晚期致死的主要原因。锡克试验可检测人群对白喉的免疫力。目前国内外均用白喉类毒素或白百破三联制剂进行人工自动免疫。密切接触过白喉患者的易感儿童,应注射白喉抗毒素紧急预防。

【测试题】

(一)选择题

A1 型题

1. 白喉棒状杆菌的致病作用,错误的是
   A. 通过呼吸道感染
   B. 在局部繁殖,细菌不入血
   C. 主要致病因素为白喉毒素
   D. 白喉毒素可引起局部细胞坏死
   E. 白喉毒素一般不入血

2. 流感嗜血杆菌首先从何种患者鼻咽部分离出来
   A. 化脓性扁桃体炎
   B. 流行性感冒
   C. 肺炎
   D. 脑膜炎
   E. 支气管哮喘

3. 下列哪种微生物分离成功后,才明确流感嗜血杆菌是患流感时继发感染的病原菌
   A. 副流感嗜血杆菌
   B. 流感病毒
   C. 副流感病毒
   D. 溶血性嗜血杆菌
   E. 冠状病毒

4. 与金葡菌在血琼脂平板上共同孵育时出现"卫星现象"的细菌是
   A. 表皮葡萄球菌
   B. 大肠埃希菌
   C. 流感嗜血杆菌
   D. 百日咳鲍特菌
   E. 杜克嗜血杆菌

5. 预防百日咳的主要方法是注射
   A. 类毒素　　　　　　　B. 抗毒素　　　　　　　C. 减毒活疫苗
   D. 白百破三联疫苗　　　E. 抗生素

6. 常发生于烧伤或创伤后感染的细菌是
   A. 沙门菌　　　　　　　B. 流感嗜血杆菌　　　　C. 白喉棒状杆菌
   D. 嗜肺军团菌　　　　　E. 铜绿假单胞菌

7. 感染动物后引起母畜流产的病原体是
   A. 布鲁菌　　　　　　　B. 炭疽杆菌　　　　　　C. 鼠疫耶尔森菌
   D. 钩端螺旋体　　　　　E. 空肠弯曲菌

8. 食入未经消毒的羊奶,最有可能患的病是
   A. 肉毒中毒　　　　　　B. 结核　　　　　　　　C. 伤寒
   D. 破伤风　　　　　　　E. 波浪热

9. 可以寄生在巨噬细胞内的细菌是
   A. 布鲁菌　　　　　　　B. 金黄色葡萄球菌　　　C. 肺炎链球菌
   D. 破伤风梭菌　　　　　E. 炭疽杆菌

10. 主要以内毒素致病的细菌是
    A. 布鲁菌　　　　　　　B. 炭疽杆菌　　　　　　C. 白喉棒状杆菌
    D. 金黄色葡萄球菌　　　E. 肺炎链球菌

11. 鼠疫耶尔森菌的传播媒介是
    A. 鼠蚤　　　　　　　　B. 鼠虱　　　　　　　　C. 恙螨
    D. 蚊　　　　　　　　　E. 蜱

12. 下列细菌中属需氧芽胞杆菌的是
    A. 破伤风梭菌　　　　　B. 肉毒梭菌　　　　　　C. 产气荚膜梭菌
    D. 炭疽芽胞杆菌　　　　E. 白喉棒状杆菌

13. 下列病原菌中菌体最大的是
    A. 炭疽芽胞杆菌　　　　B. 布鲁菌　　　　　　　C. 钩端螺旋体
    D. 鼠疫耶尔森菌　　　　E. 铜绿假单胞菌

A2 型题

14. 一女性牧民,3 个月前曾给羊接生。近 2 个月反复发热。每次发热持续约两周,间隔 3~5 天再次发热。发热期间伴肌肉疼痛和大关节游走性疼痛,热退时大汗淋漓。体检见各关节无明显红肿,肝、脾均可触及,肋下 2cm。实验室检查:白细胞总数正常,淋巴细胞增多,血沉增快。该牧民最可能患的病
    A. 登革热　　　　　　　B. 流行性出血热　　　　C. 斑疹伤寒
    D. 波浪热　　　　　　　E. Q 热

15. 5 岁男儿,咳嗽 1 个月。初起有发热、喷嚏、轻咳等症状。现已不发热,但咳嗽日渐加重,尤以夜间为重,为阵发性痉咳伴呕吐。体检:患儿精神萎靡,面部水肿,眼结膜出血,舌系带溃疡,肺部未闻及啰音。实验室检查:白细胞总数升高,经红霉素治疗 3 天后症状减轻。其感染的病原体最可能是
    A. 肺炎链球菌　　　　　B. 呼吸道合胞病毒　　　C. 腺病毒
    D. 肺炎支原体　　　　　E. 百日咳鲍特菌

16. 患者男,30岁,屠宰工,高热,寒战,右臂外侧有一 1cm×3cm 的表浅溃疡,溃疡表面有黑色焦痂。溃疡初起时为丘疹,后转为水疱,周围组织水肿;继之疱疹中心区发生出血性坏死,周围有成群小水疱,水肿区继续扩大。局部疼痛与压痛不显著,无腺性分泌物。根据职业特点,分析该患者最可能患的病是

    A. 单纯疱疹   B. 皮肤炭疽   C. 带状疱疹

    D. 鼠疫   E. 波浪热

B 型题

(17~20 题共用备选答案)

    A. 百日咳鲍特菌   B. 白喉棒状杆菌

    C. 布鲁菌   D. 流感嗜血杆菌

    E. 鼠疫耶尔森菌

17. 有异染颗粒的细菌是

18. 引起波浪热的病原菌是

19. 能形成"卫星现象"的细菌是

20. 由鼠蚤传播的是

(21~23 题共用备选答案)

    A. 鼠疫耶尔森菌   B. 炭疽芽胞杆菌

    C. 流感嗜血杆菌   D. 伤寒沙门菌

    E. 小肠结肠炎耶尔森菌

21. 主要通过呼吸道感染

22. 主要通过节肢动物叮咬引起疾病

23. 主要通过接触病畜及其皮毛引起疾病

(二)填空题

1. 布鲁菌属中使人致病的有_____、_____、_____和_____,在我国流行占绝对优势的是_____。

2. 布鲁菌感染动物主要引起_____,感染人类引起_____。

3. 鼠疫是自然疫源性传染病,临床常见有_____型、_____型和_____型鼠疫。

4. 炭疽杆菌主要的致病物质是_____和_____。

5. 炭疽毒素是由_____、_____、_____三种蛋白质组成的复合物。

6. 对炭疽疫区的牧民、屠宰工、兽医等人员应接种_____,其免疫力维持时间为_____左右。

7. 人类炭疽因侵入途径的不同分为_____、_____、_____三种临床类型。

8. 鼠疫耶尔森菌属于_____菌属,引起的鼠疫是_____性疾病。

9. 锡克试验阳性结果表明_____,阴性结果表明_____。

10. 白喉早期死亡的主要原因是_____,晚期死亡的主要原因是_____。

(三)名词解释

1. 锡克试验   2. 动物源性疾病   3. 波浪热   4. 白喉毒素

(四)问答题

1. 说出学过的主要的动物源性细菌有哪些?各引起哪些人畜共患病?

2. 炭疽芽胞杆菌可通过哪些途径感染人体?各引起何种临床类型的炭疽?

【参考答案】

(一)选择题

1. E　　2. B　　3. B　　4. C　　5. D　　6. E　　7. A　　8. E　　9. A　　10. A

11. A　　12. D　　13. A　　14. D　　15. E　　16. B　　17. B　　18. C　　19. D

20. E　　21. C　　22. A　　23. B

(二)填空题

1. 牛布鲁菌　羊布鲁菌　猪布鲁菌　犬布鲁菌　羊布鲁菌

2. 母畜流产　波浪热

3. 腺　肺　败血

4. 荚膜　毒素

5. 保护性抗原　致死因子　水肿因子

6. 炭疽减毒活疫苗　1年

7. 皮肤炭疽　肠炭疽　肺炭疽

8. 耶尔森　自然疫源

9. 机体对白喉无免疫力　机体对白喉有免疫力

10. 假膜脱落阻塞气管　心肌损伤(中毒性心肌炎)

(三)名词解释

答案见教材第二十一章或内容概要。

(四)问答题

1. ①布鲁菌,引起布鲁菌病,也称波浪热;②鼠疫耶尔森菌,引起鼠疫;③炭疽芽胞杆菌,引起炭疽病;④鼠伤寒沙门菌、猪霍乱沙门菌,引起食物中毒。

2. ①经皮肤小伤口感染,引起皮肤炭疽;②经呼吸道吸入炭疽芽胞杆菌的芽胞而感染,引起肺炭疽;③经食入未煮透的病畜肉而感染,引起肠炭疽。

(胡生梅)

第二十二章

其他原核细胞型微生物 ◀

【学习目标】

1. 掌握支原体、立克次体、衣原体和螺旋体的概念。

2. 熟悉支原体、立克次体、衣原体、钩端螺旋体和梅毒螺旋体主要致病性和传播方式。

3. 了解支原体、立克次体、衣原体和螺旋体的防治原则。

【内容概要】

1. 支原体是一类没有细胞壁的原核细胞型微生物,对人体致病的支原体主要有肺炎支原体和溶脲脲原体。①肺炎支原体:多为球形或长丝状,姬姆萨染色呈淡紫色。主要经呼吸道飞沫传播感染,引起以细胞损害和细胞间质炎症为主要病理变化的间质性肺炎,症状较轻,仅有不规则发热、头痛、咳嗽等症状,故又称原发性非典型肺炎。②溶脲脲原体:在非淋菌性尿道炎的病原体中溶脲脲原体是一种重要的病原体。主要通过性接触传播,引起人类非淋菌性尿道炎、阴道炎、前列腺炎等泌尿生殖道感染,经胎盘传播可引起早产、流产、死胎和新生儿呼吸道感染。预防的主要措施是加强宣传教育,防止不洁性行为。

2. 立克次体是一类严格细胞内寄生的原核细胞型微生物。我国致病的立克次体主要有普氏立克次体、斑疹伤寒立克次体和恙虫病立克次体。①普氏立克次体:引起流行性斑疹伤寒。患者是唯一传染源,体虱是主要传播媒介。②斑疹伤寒立克次体:引起地方性斑疹伤寒。鼠是主要储存宿主,由鼠蚤或鼠虱在鼠间传播,鼠蚤叮咬人血时,可将立克次体传给人体,故又称鼠型斑疹伤寒。③恙虫病立克次体:引起恙虫病。野鼠为主要传染源,恙螨既是储存宿主又是传播媒介。人通过恙螨幼虫叮咬而感染。

3. 衣原体是一类严格寄生在细胞内、有独特的发育周期、能通过细菌滤器的原核细胞型微生物。引起人类疾病的衣原体主要有沙眼衣原体和肺炎衣原体。①沙眼衣原体:人与人之间的传播有两种类型,一种是通过眼-眼或眼-手-眼传播,引起沙眼和包涵体结膜炎;另一种通过性接触传播,引起泌尿生殖道感染及性病淋巴肉芽肿,是男性尿道炎最常见的病因。②肺炎衣原体:人是肺炎衣原体的唯一宿主。通过人与人之间飞沫或呼吸道分泌物传播,主要引起青少年急性呼吸道感染,尤其是引起儿童的肺炎、咽炎、鼻窦炎、支气管炎,还可引起心包炎、心肌炎和心内膜炎等。

4. 梅毒螺旋体是引起人类梅毒的病原体,人是唯一传染源。梅毒螺旋体有 8~14 个致密而规则的螺旋,两端尖直,运动活泼。镀银染色法棕褐色。致病因素有透明质酸酶和荚膜样物质。人体主要通过性接触传播,引起获得性梅毒;也可经胎盘传播,引起先天性梅毒。获得性梅毒(后天性梅毒)按病程分为 3 期:①Ⅰ期(初期)梅毒:感染后 3 周左右局部出现无痛性硬性下疳、溃疡。②Ⅱ期梅毒:全身皮肤、黏膜出现梅毒疹,周身淋巴结肿大,有时亦可累及骨、关节、眼及其他脏器。③Ⅲ期(晚期)梅毒:此期不仅出现皮肤黏膜溃疡性坏死病灶,还常侵犯内脏器官或组织,引起心血管及中枢神经系统病变(梅毒瘤),导致动脉瘤、脊髓痨或全身麻痹等,可危及生命。先天性梅毒(胎传梅毒)由母体经胎盘传给胎儿,引起胎儿全身性感染,导致流产、早产或死胎;出生后存活的新生儿常呈现马鞍鼻、锯齿形牙、先天性耳聋等特殊体征。

5. 钩端螺旋体简称钩体。螺旋细密和规则,一端或两端弯曲呈钩状,常呈 C、S 形,运动活泼,镀银染色成棕褐色。致病因素有内毒素样物质、溶血毒素和细胞毒因子。钩体病是一种人兽共患传染病。鼠类和猪为主要储存宿主,人与污染的水或土壤接触,钩体经破损的皮肤黏膜侵入机体,孕妇感染钩体后可通过胎盘感染胎儿导致流产。钩体致病特点是急起发热、眼结膜充血、头痛、全身酸痛、疲劳乏力、局部淋巴结肿大、腓肠肌压痛等典型症状。根据钩体病的临床表现特点,可分为流感伤寒型、黄疸出血型、肺出血型、脑膜脑炎型、肾衰竭型和胃肠炎型等。做好防鼠、灭鼠工作,加强对带钩体家畜的管理,保护水源,对易感人群要进行疫苗的接种。

【测试题】

(一)选择题

A1 型题

1. 能在无生命培养基上生长繁殖的最小原核细胞型微生物是
   A. 衣原体　　　　　　B. 立克次体　　　　　C. 支原体
   D. 病毒　　　　　　　E. 细菌

2. 外斐试验可辅助诊断
   A. 风湿热　　　　　　B. 波浪热　　　　　　C. 恙虫热
   D. 回归热　　　　　　E. 伤寒

3. 检查钩端螺旋体常用的方法是
   A. 革兰染色　　　　　B. 抗酸染色　　　　　C. 墨汁染色
   D. 姬姆萨染色　　　　E. 镀银染色

4. 外斐试验可用于下列哪种病原体感染的辅助诊断
   A. 支原体　　　　　　B. 衣原体　　　　　　C. 螺旋体
   D. 立克次体　　　　　E. 病毒

5. 钩端螺旋体的传播方式是
   A. 吸入孢子
   B. 接触或食入带菌鼠、猪尿污染的水、土壤等
   C. 皮肤伤口感染芽胞
   D. 犬咬伤
   E. 性接触

6. 引起原发性非典型性肺炎的主要病原体是
   A. 肺炎链球菌　　　　B. 肺炎衣原体　　　　C. 肺炎支原体
   D. 普氏立克次体　　　E. 新生隐球菌

7. 对支原体的错误描述是
   A. 无细胞壁　　　　　B. 有独特生活周期　　C. 能通过细菌滤器
   D. 对广谱抗生素敏感　E. 可引起性传播疾病

8. 支原体与 L 型细菌的不同点是前者
   A. 无细胞壁　　　　　　　　　B. 形成油煎蛋样菌落
   C. 培养基需含大量血清　　　　D. 胞膜含大量胆固醇
   E. 生长缓慢

9. 支原体与病毒的相同点是
   A. 含两种核酸　　　B. 无细胞壁　　　C. 对抗生素不敏感
   D. 形成包涵体　　　E. 均可在活细胞内寄生

10. 衣原体和病毒的不同点是
    A. 专性细胞内寄生　　　　　　B. 感染后引起细胞坏死
    C. 在细胞内形成包涵体　　　　D. 可引起性传播疾病
    E. 繁殖方式

11. 对外界环境理化因素抵抗力最低的微生物是
    A. 梅毒螺旋体　　　B. 真菌　　　　C. 普氏立克次体
    D. 支原体　　　　　E. 衣原体

12. 地方性斑疹伤寒的传播媒介是
    A. 蜱　　　B. 螨　　　C. 虱　　　D. 鼠蚤　　　E. 蚊

13. 沙眼的病原体是
    A. 衣原体　　B. 病毒　　C. 支原体　　D. 真菌　　E. 细菌

14. 普氏立克次体主要的传播途径是
    A. 呼吸道　　　　　B. 消化道　　　　C. 性接触
    D. 蚤叮咬后入血　　E. 虱叮咬后入血

15. 由立克次体引起的疾病是
    A. 梅毒　　　　　　B. 沙眼　　　　　C. 莱姆病
    D. 恙虫病　　　　　E. 性病淋巴肉芽肿

16. 与立克次体有共同抗原成分的细菌是
    A. 痢疾志贺菌　　　B. 大肠埃希菌　　　C. 铜绿假单胞菌
    D. 变形杆菌　　　　E. 产气大肠杆菌

17. 有独特发育周期的微生物是
    A. 立克次体　　　　B. 支原体　　　　C. 衣原体
    D. 螺旋体　　　　　E. 病毒

18. 不能通过性接触传播的病原体是
    A. 淋病奈瑟菌　　　B. 梅毒螺旋体　　　C. 沙眼衣原体
    D. 溶脲脲原体　　　E. 钩端螺旋体

A2 型题

19. 男性,20 岁,农民,以高热、全身肌肉酸痛、乏力 7 天住院。检查:眼结膜充血,巩膜黄染,肝右锁骨中线肋下 1.5cm,腓肠肌压痛明显。尿蛋白(＋)。血清胆红素和丙氨酸转氨酶均明显升高。肥达反应:O 效价为 1∶40、H 效价为 1∶320,显微镜凝集试验 1∶400,外斐反应 1∶80。你认为应诊断的疾病可能是
    A. 甲型急性黄疸型病毒性肝炎　　B. 流行性出血热
    C. 钩端螺旋体病　　　　　　　　D. 斑疹伤寒

E. 伤寒

20. 王某,男性,30 岁,外生殖器出现溃疡,数日后溃疡愈合并结痂,来医院就诊,询问该患者有不洁性生活史。你认为该患者最可能患下列哪种疾病

    A. 淋病   B. 梅毒   C. 尿道炎

    D. 尖锐湿疣   E. 艾滋病

B 型题

(21～24 题共用备选答案)

    A. 肺炎支原体   B. 肺炎衣原体   C. 沙眼衣原体

    D. 普氏立克次体   E. 斑疹伤寒立克次体

21. 包涵体结膜炎的病原体是

22. 经性接触传播引起泌尿生殖道感染的病原体是

23. 流行性斑疹伤寒的病原体是

24. 地方性斑疹伤寒的病原体是

(25～28 题共用备选答案)

    A. 回归热螺旋体   B. 奋森螺旋体   C. 莱姆病螺旋体

    D. 梅毒螺旋体   E. 钩端螺旋体

25. 螺旋数最多最密的是

26. 主要由虱传播的是

27. 以野生动物为宿主,经蜱叮咬人感染的主要是

28. 人是唯一宿主的螺旋体是

(29～31 题共用备选答案)

    A. 蚊   B. 人虱   C. 鼠蚤   D. 蜱   E. 螨

29. 普氏立克次体的传播媒介是

30. 莫氏立克次体的传播媒介是

31. 恙虫病立克次体的传播媒介是

(二)填空题

1. 肺炎支原体通过_____传播,引起_____疾病。

2. 溶脲脲原体主要通过_____传播,引起_____、_____等疾病。

3. 莫氏立克次体的天然储存宿主是_____,以_____为媒介传染给人,引起_____。

4. 斑疹伤寒根据病原、传播媒介及流行病学特征可分为_____和_____。

5. 恙虫病的传播媒介是_____。

6. 衣原体的繁殖方式是_____,其繁殖型是_____,感染型是_____。

7. 目前世界上致盲的第一位病原体是_____,它的主要传播方式是_____。

8. 原发性非典型肺炎的致病性支原体是_____,用_____治疗无效,因为它缺乏_____。

9. 钩端螺旋体的致病物质主要有_____、_____和_____。

10. _____和_____是钩端螺旋体的重要传染源和储存宿主。

11. 梅毒螺旋体是_____的病原体,通过_____或_____传播。_____是梅毒唯一传染源。

12. 梅毒的梅毒疹是临床_____期梅毒的表现,硬性下疳是临床_____期梅毒的表现。

13. 螺旋体活体镜检常用_____,标本染色常用_____染色法。

(三)名词解释

1. 支原体　2. 立克次体　3. 衣原体　4. 外斐反应　5. 螺旋体

(四)问答题

1. 简述后天性梅毒的病程。

2. 请列表比较支原体与 L 型细菌的主要区别。

3. 简述外斐反应的原理及意义。

4. 简述引起我国三种主要立克次体病病原体的传播媒介及所致疾病。

【参考答案】

(一)选择题

1. C	2. C	3. E	4. D	5. B	6. C	7. B	8. D	9. E	10. E
11. A	12. D	13. A	14. E	15. D	16. D	17. C	18. E	19. C	
20. B	21. C	22. C	23. D	24. E	25. E	26. A	27. C	28. D	
29. B	30. C	31. E							

(二)填空题

1. 飞沫　原发性非典型性肺炎

2. 接触　非淋菌性尿道炎　不育症

3. 鼠　鼠蚤　地方性斑疹伤寒

4. 流行性斑疹伤寒　地方性斑疹伤寒

5. 恙螨

6. 二分裂法　始体　原体

7. 沙眼衣原体　间接接触传播

8. 肺炎支原体　青霉素类　细胞壁

9. 溶血素　细胞毒因子　内毒素样物质

10. 鼠类　猪

11. 梅毒　性接触　垂直　病人

12. Ⅱ　Ⅰ

13. 暗视野显微镜　镀银

(三)名词解释

答案见教材第二十二章或内容概要。

(四)问答题

答案见教材第二十二章。

（胡生梅）

▶ 第二十三章

真　菌 ◀

【学习目标】

1. 掌握皮肤感染真菌、机会致病性真菌常见种类和所致疾病。

2. 熟悉真菌的生物学性状、致病性与免疫性以及真菌的实验室检查。

3. 了解真菌的防治原则。

【内容概要】

(一)概述

真菌是一类细胞高度分化,具有完整的细胞器、不含叶绿素,不分化根、茎、叶的真核细胞型生物。医学微生物学所涉及的真菌许多属于个体微小、需借助显微镜才能看到的真核细胞型微生物。

1. 生物学性状　真菌的细胞结构比细菌复杂,具有典型的真核细胞结构。真菌的形态分为单细胞真菌和多细胞真菌两类。单细胞真菌形态较为简单,包括酵母型和类酵母型真菌。多细胞真菌形态较复杂,由菌丝和孢子组成,并借助菌丝和孢子进行繁殖,因此菌丝和孢子都是多细胞真菌的繁殖结构。

菌丝是由成熟孢子萌发产生芽管,芽管进一步延长后形成的丝状结构,其横径约 $5 \sim 6 \mu m$。菌丝又可断裂或不断裂继续长出许多分支,交织成团形成菌丝体。多细胞真菌也称为丝状菌,又称霉菌。菌丝(或菌丝体)按功能可分为三类:①营养菌丝体;②气生菌丝体;③生殖菌丝体。按结构可分为两类:①有隔菌丝;②无隔菌丝。按形态可分为球拍状、螺旋状、结节状、鹿角状和破梳状等。

孢子是由单细胞真菌的菌体细胞或多细胞真菌的生殖菌丝产生的一种重要繁殖体。真菌孢子与细菌芽胞的生物学性状完全不同。真菌无性孢子包括分生孢子、叶状孢子和孢子囊孢子三类。①分生孢子又可分为大分生孢子和小分生孢子两种类型;②叶状孢子又可分为芽生孢子、厚膜孢子、关节孢子三种类型。

真菌对营养的要求较低,容易人工培养。实验室培养真菌常用沙保培养基。如果需要观察真菌自然状态下的形态与结构,则宜作玻片小培养。培养真菌的最适 pH 为 $4.0 \sim 6.0$,最适温度为 $22 \sim 28 ℃$,但某些深部感染真菌则在 $37℃$ 生长最好。培养真菌需要较高的湿度和氧气。在沙保培养基上,真菌可形成三种类型的菌落:①酵母型菌落;②类酵母型菌落;③丝状菌落。真菌菌丝和孢子的抵抗力都不强,且容易变异。

2. 真菌的致病性与免疫性　①致病性:真菌所致疾病类型包括致病性真菌感染、机会致病性真菌感染、真菌超敏反应性疾病、真菌毒素性中毒以及真菌毒素与肿瘤发病的关系等,通常将真菌感染引起的疾病称为真菌病,90%的人类真菌病仅由几十种真菌引起。近年来真菌感染,尤其是机会致病性真菌感染呈明显上升趋势,这与滥用抗生素导致的菌群失调,以及使用激素、免疫抑制剂、抗癌化疗药物、糖尿病、结核病以及 HIV 感染等引起的机体免疫功能下降有关,值得重视。②免疫性:固有免疫应答在阻止真菌病的发生上起重要作用,而适应性免疫应答与真菌病的恢复密切相关。

3. 真菌的实验室检查　①标本的采集;②病原检查;③免疫检查。

4. 真菌感染的防治原则　对于真菌感染目前尚无特异性预防方法,故强调非特异预防。治疗真菌感染可选用制霉菌素、两性霉素 B、5-氟胞嘧啶、咪康唑、克霉唑和酮康唑等药物。

(二)皮肤感染真菌

1. 皮肤癣菌　皮肤癣菌具有嗜角质蛋白的特性,侵犯部位仅限于角化的皮肤、毛发、指(趾)甲,引起体癣、股癣、手癣、足癣、甲癣及头癣等,致病机制主要是真菌产生角质蛋白酶水解角蛋白,在局部大量增殖及其代谢产物,引起炎症病变。

2. 角层癣菌　角层癣菌是腐生于皮肤角层很浅表及毛干表面的浅部感染,引起角层型和毛发型病变,分别称为花斑癣,俗称汗斑,以及黑毛结节病和白毛结节病,俗称砂毛。

(三)机会致病性真菌

1. 假丝酵母菌属　假丝酵母菌,俗称念珠菌,由其感染所致疾病可称为念珠菌病。念珠菌病类型很多:①皮肤黏膜感染;②内脏感染;③中枢神经系统感染。部分患者可出现变应性假丝酵母菌疹或哮喘等超敏反应性疾病。

2. 隐球菌属　隐球菌属中主要的致病菌是新生隐球菌,所致疾病称为隐球菌病。隐球菌病主要是外源性吸入感染,也可发生内源性感染,人与人之间不发生接触性传染。人肺部感染后多无症状或仅有流感样症状,预后一般良好,但免疫功能低下者感染后,病原菌可在肺部大量繁殖,严重者呈暴发性感染并迅速死亡,部分患者发生血行播散,累及中枢神经系统及其他组织,引起亚急性或慢性脑膜炎,治疗不及时,常导致患者死亡;感染也可播散至皮肤、黏膜、淋巴结、骨骼和内脏器官等,引起肉芽肿性病变。

3. 肺孢子菌属　分布于自然界及人和多种哺乳动物肺内,正常情况下肺孢子菌进入肺脏仅表现为隐性感染,当宿主抵抗力低下时,潜伏在肺内以及新侵入的肺孢子菌得以大量繁殖,引起肺孢子菌肺炎。肺孢子菌也可引起中耳炎、肝炎、结肠炎等。

4. 曲霉菌属　分布广泛,种类繁多,少数属于机会致病菌,主要有烟曲霉、黄曲霉等。曲霉菌能侵犯感染机体许多部位,导致曲霉病,如真菌球型肺曲霉病、肺炎型曲霉病、全身性曲霉病等;另外,曲霉菌还可引发超敏反应性疾病和曲霉毒素中毒与致癌等,尤其是黄曲霉毒素与人类肝癌的发病密切相关。

5. 毛霉菌属　分布广泛,常引起食物霉变。毛霉菌引起的感染称毛霉病,通常发生在机体抵抗力极度衰弱或重症疾病的晚期。毛霉菌感染多首先发生在鼻或耳部,后可累及上颌窦、眼眶、脑膜等,也可扩散至肺、胃肠道等全身各器官。由于本病发病急,病情进展快,故生前诊断困难,多通过尸检病理确诊。

【测试题】

(一)选择题

A1 型题

1. 属于真核细胞型微生物的是

    A. 衣原体　　　　　　B. 螺旋体　　　　　　C. 真菌

    D. 支原体　　　　　　E. 立克次体

2. 培养真菌的常用培养基是
  A. 普通琼脂培养基　　　　B. 沙保培养基　　　　C. 玉米培养基
  D. 庖肉培养基　　　　　　E. 吕氏血清培养基

3. 为了观察真菌自然状态下的形态与结构,常选择
  A. 厌氧培养法　　　　　　B. 玻片小培养　　　　C. 斜面培养基
  D. 平板培养基　　　　　　E. 肉汤培养基

4. 发病与黄曲霉毒素关系密切的肿瘤是
  A. 食管癌　　　　　　　　B. 膀胱癌　　　　　　C. 皮肤癌
  D. 肝癌　　　　　　　　　E. 胃癌

5. 假菌丝是由下列哪种孢子延长而形成的
  A. 芽生孢子　　　　　　　B. 关节孢子　　　　　C. 大分生孢子
  D. 小分生孢子　　　　　　E. 厚膜孢子

6. 皮肤癣菌在沙保培养基上长出肉眼可见菌落通常需要
  A. 18~24 小时　　　　　　B. 24~48 小时　　　　C. 2~5 天
  D. 1~4 周　　　　　　　　E. 1~4 个月

7. 类酵母型菌落不同于酵母型菌落的重要点是
  A. 生长较慢　　　　　　　B. 生长较快　　　　　C. 有芽生孢子
  D. 有无隔菌丝　　　　　　E. 有假菌丝

8. 真菌在不利环境中易形成
  A. 芽胞　　　　　　　　　B. 厚膜孢子　　　　　C. 芽生孢子
  D. 色素　　　　　　　　　E. 菌丝

9. 真菌对细菌敏感的抗生素普遍无敏感性的主要原因是
  A. 真菌无细胞壁　　　　　B. 真菌无细胞膜　　　C. 真菌无核糖体
  D. 真菌无线粒体　　　　　E. 真菌是真核细胞型生物

10. 观察新生隐球菌荚膜常用的染色方法有
  A. 墨汁负染色　　　　　　B. 镀银染色　　　　　C. 革兰染色
  D. 抗酸染色　　　　　　　E. 棉蓝染色

11. 关于新生隐球菌致病性的描述,错误的是
  A. 主要经肺部吸入致病　　　　　B. 主要是外源性感染
  C. 可以是内源性感染　　　　　　D. 主要致病因素是荚膜
  E. 是隐球菌属中唯一致病菌

12. 不是白假丝酵母菌致病特点的是
  A. 属于条件致病真菌　　　　　　B. 可致皮肤黏膜感染
  C. 可致内脏感染　　　　　　　　D. 可致超敏反应性疾病
  E. 与患者的免疫力无关

B 型题

(13~17 题共用备选答案)
  A. 皮肤癣菌　　　　　　　　　　B. 白假丝酵母菌
  C. 角层癣菌　　　　　　　　　　D. 毛霉菌属
  E. 曲霉菌属

13. 可引起手癣的是

14. 可引起鹅口疮的是

15. 可引起花斑癣的是

16. 所致疾病生前诊断困难,多通过尸检病理确诊的是

17. 产生的毒素可使人或动物发生急、慢性中毒的是

(二)填空题

1. 真菌在沙保培养基上的生长菌落有_____、_____、_____三种类型。

2. 菌丝(或菌丝体)按功能可分为_____、_____、_____三类。

3. 菌丝的形态可包括_____、_____、_____、_____、_____等类型。

4. 菌丝按结构可分为_____、_____两种类型。

5. 真菌的无性孢子分为_____、_____、_____三种类型。

6. 真菌的叶状孢子分为_____、_____、_____三种类型。

(三)名词解释

1. 真菌 2. 菌丝 3. 孢子 4. 菌丝体 5. 肺孢子菌肺炎 6. 念珠菌病 7. 霉菌

8. 小培养

(四)问答题

1. 真菌所致疾病类型有哪些?

2. 简述真菌孢子与细菌芽胞的区别。

【参考答案】

(一)选择题

1. C 2. B 3. B 4. D 5. A 6. D 7. E 8. B 9. E 10. A

11. E 12. E 13. A 14. B 15. C 16. D 17. E

(二)填空题

1. 酵母型菌落 类酵母型菌落 丝状菌落

2. 营养菌丝体 气生菌丝体 生殖菌丝体

3. 球拍状 螺旋状 结节状 鹿角状 破梳状

4. 有隔菌丝 无隔菌丝

5. 分生孢子 叶状孢子 孢子囊孢子

6. 芽生孢子 厚膜孢子 关节孢子

(三)名词解释

答案参见本章内容概要和教材部分。

(四)问答题

答案参见本章内容概要和教材部分。

(李水仙)

▶ 第二十四章

病毒的基本性状 ◀

【学习目标】

1. 掌握病毒的大小与形态;病毒的结构与化学组成;病毒增殖的特点及过程。

2. 熟悉理化因素对病毒的影响及病毒的变异。

【内容概要】

1. 病毒的概念　病毒是一类个体微小、结构简单、仅含单一核酸(RNA 或 DNA)、必须在活的易感细胞内以复制方式进行增殖的非细胞型微生物。

2. 病毒的大小与形态　病毒的大小以纳米(nm)为测量单位,不同的病毒大小不一,痘类病毒最大,用普通光学显微镜能观察到,其余病毒都必须用电子显微镜观察。病毒的形态多种多样,感染人和动物的病毒多为球形。

3. 病毒的结构与化学组成　病毒的结构简单,由核心、衣壳构成核衣壳,有些病毒在衣壳外还有一层包膜。核衣壳或核衣壳-包膜是结构完整且具有感染性的病毒颗粒,称为病毒体。

(1)病毒的核心:病毒的核心位于病毒体的中心,化学成分是核酸,核酸构成病毒的基因组,携带病毒的全部遗传信息,控制病毒的感染、增殖、遗传变异等生物学性状。有的病毒核心还有少量功能蛋白,如核酸多聚酶、反转录酶等。

(2)病毒的衣壳:病毒的衣壳是包绕在核心外的一层蛋白质,由一定数量的壳粒组成,每个壳粒又由一个或多个多肽组成。病毒衣壳具有抗原性及保护病毒核酸、介导病毒穿入宿主细胞的功能。

(3)病毒的包膜:包膜的化学成分主要是脂类、蛋白质及糖类。包膜表面常有形状不同的刺突(包膜子粒)。包膜的功能有:保护病毒的核衣壳,维持病毒的形态结构;介导病毒体吸附、穿入易感细胞内;具有抗原性等。

4. 病毒的增殖　病毒缺乏增殖所需的酶系统,只能在易感的活细胞内利用宿主细胞的原料、能量和场所,以复制的方式增殖。感染人和动物病毒的复制周期依次包括吸附、穿入、脱壳、生物合成、组装与释放五个阶段。病毒完成一个复制周期,可复制出完整的子代病毒颗粒。但有的病毒在复制过程中不能组装为成熟的病毒体,从而出现异常的增殖现象。

5. 病毒干扰现象　当两种病毒同时或先后感染同一种细胞时,可发生一种病毒抑制另一种病毒复制的现象,称病毒的干扰现象。此现象在异种病毒、同种异株病毒、同种异型病毒之间均可发生,而且灭活病毒也能干扰活病毒的复制增殖。因此,在预防病毒性疾病时,应避免病毒疫苗之间的干扰,也要避免病毒野毒株对病毒疫苗的影响。

6. 理化因素对病毒的影响　病毒受理化因素作用后失去感染性,称为病毒的灭活。病毒被灭活后仍可保留某些生物学活性。大多数病毒耐冷不耐热,加热 56℃ 30 分钟或 100℃ 几秒钟即可被灭活。大多数病毒在 pH5~9 的范围内较为稳定,pH5 以下或 pH9 以上可被灭活。病毒对 X 射线、γ 射线和紫外线敏感。有包膜的病毒易被脂溶剂如乙醚、氯仿、丙酮等溶解,因此可被灭活。病毒对氧化剂、卤素及其化合物均敏感。如 70%乙醇能灭活大多数病毒,次氯酸盐、过氧乙酸等对肝炎病毒等有较好的灭活作用。现有的抗生素对病毒无抑制作用。中草药如大青叶、板蓝根等对某些病毒有一定的抑制作用。

7. 病毒的变异　病毒的基因组简单,每种病毒只含有一种核酸,基因数仅 3~10 个,因此病毒易在自然或人工条件下发生变异。病毒变异后,生物学性状会发生改变。例如,基因突变产生的突变株可呈多种表型(如病毒颗粒形态、病毒空斑的大小、抗原性、宿主范围、营养要求、细胞病变以及致病性的改变等);基因整合既可引起病毒基因的变异,也可引起宿主细胞染色体基因的改变,导致细胞转化而发生肿瘤等。因此,研究病毒的变异机制对于阐明病毒性疾病的发病机制、病毒疫苗的制备及病毒性疾病的防治具有重要的意义。

【测试题】

(一)选择题

A1 型题

1. 测量病毒大小的单位是
   A. nm　　　　B. μm　　　　C. mm　　　　D. cm　　　　E. 以上均错

2. 具有传染性的完整病毒颗粒是
   A. 病毒核酸　　　B. 病毒蛋白衣壳　　　C. 核衣壳或核衣壳-包膜
   D. 病毒刺突　　　E. 病毒包膜

3. 病毒增殖的方式是
   A. 无性二分裂　　　B. 复制　　　C. 出芽
   D. 形成孢子　　　E. 以上均错

4. 感染人和动物的病毒大多数呈
   A. 球形或近似球形　　　B. 杆状　　　C. 丝状
   D. 子弹状　　　E. 蝌蚪状

5. 下列哪项不是病毒包膜的功能
   A. 保护病毒的核衣壳　　　B. 具有免疫原性
   C. 介导病毒体吸附穿入易感细胞内　　　D. 引起机体发热
   E. 控制遗传和变异

6. 病毒被灭活后
   A. 失去凝血特性　　　B. 失去免疫原性　　　C. 失去干扰现象
   D. 失去感染性　　　E. 失去包膜

7. 大多数病毒适宜的 pH 范围是
   A. pH 2~3　　　B. pH 4~5　　　C. pH 5~9
   D. pH 7.2~7.6　　　E. pH 8.2~9.2

8. 保存病毒株常用的温度是
   A. 4℃　　　B. 0℃　　　C. −70℃　　　D. 37℃　　　E. 56℃

9. 病毒的基因组简单,只含有一种核酸,其基因数仅有
   A. 1~3 个　　　B. 3~10 个　　　C. 10~15 个
   D. 15~20 个　　　E. 20~30 个

10. 下列决定病毒感染性的物质是
    A. 核酸　　　　　　　B. 衣壳蛋白　　　　　　C. 刺突
    D. 非结构蛋白　　　　E. 包膜

11. 对病毒特征的叙述错误的是
    A. 以复制方式增殖　　　　　　B. 测量单位是 μm
    C. 只含一种核酸　　　　　　　D. 是专性细胞内寄生生物
    E. 对抗生素不敏感

12. 裸露病毒体的结构是
    A. 核酸＋包膜　　　　B. 核心＋衣壳＋包膜　　C. 核衣壳＋包膜
    D. 核心＋衣壳　　　　E. 核酸＋蛋白质

13. 有关病毒的性状，错误的是
    A. 细胞内寄生　　　　　　　　B. 只含有一种核酸
    C. 形态微小，可通过滤菌器　　D. 结构简单，非细胞型结构
    E. 可在宿主细胞外复制病毒组装成分

14. 病毒在宿主细胞内的复制周期过程，正确的描述是
    A. 吸附、穿入、脱壳、生物合成、组装、成熟及释放
    B. 吸附、脱壳、生物合成、成熟及释放
    C. 吸附、结合、穿入、生物合成、成熟及释放
    D. 特异性结合、脱壳、复制、组装及释放
    E. 结合、复制、组装及释放

15. 对病毒包膜的叙述错误的是
    A. 化学成分为蛋白质、脂类及多糖　　B. 表面凸起称为壳粒
    C. 具有病毒种、型特异性抗原　　　　D. 包膜溶解可使病毒灭活
    E. 可保护病毒

B 型题

(16~18 题共用备选答案)
    A. 核酸　　　　　　　B. 蛋白质衣壳　　　　　C. 包膜
    D. 刺突　　　　　　　E. 非结构蛋白

16. 控制病毒生物学性状的是

17. 具有酶功能的结构是

18. 来源于宿主细胞的是

(19~23 题共用备选答案)
    A. 基因突变　　　　　B. 基因重组　　　　　　C. 基因整合
    D. 基因组不完整　　　E. 基因重配

19. 病毒在增殖过程中发生基因组中碱基序列转换、缺失或插入，引起

20. 两种病毒感染同一宿主细胞时，病毒之间发生基因交换，产生具有两个亲代特征的子代病毒，并能继续增殖，此变化称为

21. 病毒基因组与宿主细胞基因组的重组过程称为

22. 缺陷病毒的形成是因为

23. 既可引起病毒基因的变异，也可引起宿主细胞染色体基因改变的是

(二)填空题

1. 病毒与人类疾病关系十分密切,严重危害人们身体健康。在微生物引起的疾病中,由病毒引起的疾病约占_____%。病毒性疾病流行_____、传染性_____、传播途径_____,而且有效治疗药物_____。除引起急性感染外,有些病毒还引起_____感染,有的病毒与_____疾病及_____的发生密切相关。

2. 感染人和动物的病毒大多数呈_____形或_____形,少数为杆状、_____状、_____状、_____状等。测量病毒大小的最可靠的方法是_____技术,用电离辐射法和_____法可研究病毒的结构。

3. 病毒的结构简单,其基本结构是由_____、_____构成_____,有些病毒的衣壳外还有一层_____。核衣壳或核衣壳-包膜是_____完整且具有_____性的病毒颗粒,称为_____。

4. 病毒缺乏增殖所需的_____系统,只能在_____细胞内利用宿主细胞的_____、_____和_____,以_____的方式增殖。

5. 病毒的复制周期依次包括_____、_____、_____、_____和_____五个阶段。

6. 病毒衣壳的作用有_____、_____和_____。

(三)名词解释

1. 病毒   2. 病毒体   3. 干扰现象   4. 缺陷病毒   5. 病毒的灭活

(四)问答题

1. 简述病毒的结构及化学组成。

2. 何谓干扰现象?在对病毒性疾病的预防时应如何防止干扰现象的发生?

3. 病毒复制周期包括哪几个阶段?

4. 简述病毒包膜的功能。

【参考答案】

(一)选择题

1. A   2. C   3. B   4. A   5. E   6. D   7. C   8. C   9. B   10. A
11. B   12. D   13. E   14. A   15. B   16. A   17. E   18. C   19. A
20. B   21. C   22. D   23. C

(二)填空题

1. 75 广泛 强 多 少 持续性 自身免疫性 肿瘤

2. 球 近似球 子弹 蝌蚪 砖块 电子显微镜 X线衍射

3. 核心 衣壳 核衣壳 包膜 结构 感染 病毒体

4. 酶 易感的活细胞 原料 能量 场所 复制

5. 吸附 穿入 脱壳 生物合成 组装与释放

6. 保护核酸 介导病毒穿入细胞 可诱发机体产生特异性免疫应答

(三)名词解释

答案见教材。

(四)问答题

答案见教材。

(李剑平)

▶ 第二十五章

病毒的感染与免疫 ◀

【学习目标】

1. 掌握病毒感染的途径与类型。

2. 熟悉病毒的致病机制和抗病毒免疫的特点。

3. 了解机体抗病毒免疫的机制。

【内容概要】

1. 病毒感染的途径与类型

(1)病毒感染的途径：病毒主要通过破损的皮肤、黏膜(呼吸道、消化道、眼、泌尿生殖道)传播，但在一定条件下可直接进入血液循环感染机体。大多数病毒以一种途径进入宿主机体，但有的病毒可通过多种途径进入机体。病毒感染的传播方式有水平传播和垂直传播。水平传播是指病毒在人群不同个体之间的传播，或从动物到动物再到人的传播。垂直传播是指病毒由宿主的亲代传给子代的传播方式，主要通过胎盘、产道传播。

(2)病毒感染的类型：病毒感染因病毒的种类、毒力和机体免疫力等不同，可呈现不同的感染类型。根据有无临床症状，病毒感染可分为隐性感染和显性感染。根据病毒在机体内感染的过程、滞留时间，病毒感染又可分为急性感染和持续性感染。持续性感染包括慢性感染、潜伏感染、慢发病毒感染及急性病毒感染的迟发并发症。

2. 病毒的致病机制

(1)病毒对宿主细胞的直接作用

1)杀细胞效应：病毒侵入机体后，在易感细胞内复制完毕，可在短时间内一次释放大量的子代病毒，使宿主细胞裂解死亡。

2)稳定状态感染：病毒侵入宿主细胞后能够复制，不会引起细胞立即裂解及死亡，但可导致细胞融合及细胞膜出现新抗原。细胞融合可导致感染细胞与邻近细胞融合，病毒扩散到未受感染的细胞。新抗原诱发机体的免疫应答，最终导致宿主细胞损伤或死亡。

3)形成包涵体：病毒感染细胞后，可在细胞内形成包涵体。有些病毒的包涵体是病毒颗粒的聚集体，有些是病毒增殖留下的痕迹，有的则是病毒感染引起的细胞反应物。不同病毒所形成的包涵体特征各异，可作为诊断病毒感染的依据。

4)细胞转化：有的病毒感染细胞后，其核酸可整合在宿主细胞 DNA 中，使细胞的遗传性状发生较大改变，导致细胞转化。细胞转化与肿瘤的发生密切相关。

5)细胞凋亡：病毒感染可导致宿主细胞发生凋亡，此过程可能促进细胞中病毒释放，但亦限制了在宿主细胞中增殖的病毒体的数量。

(2)病毒感染的免疫病理作用：病毒具有较强的免疫原性，当其感染宿主细胞后，可以刺激机体产生免疫应答，免疫应答的结果一方面可保护宿主，另一方面又会导致免疫病理损伤。如通过抗体介导的免疫病理作用、细胞介导的免疫病理作用、致炎性细胞因子等的病理作用损伤宿主。另外,病毒感染所致的免疫抑制,可激活体内潜伏的病毒或促进某些肿瘤的生长,使疾病复杂化,也可能引起病毒持续性感染。

（3）抗病毒免疫：病毒的免疫原性较强,感染宿主后能诱导机体发生免疫应答。抗病毒免疫包括非特异性免疫和特异性免疫。

1）非特异性免疫：非特异性免疫是针对病毒感染的第一条防线。病毒入侵机体后,干扰素、细胞因子、单核-吞噬细胞及 NK 细胞等针对病毒迅速发生反应,并激活特异性免疫防御系统,控制病毒感染,防止临床症状出现。其中,起主要作用的是干扰素和 NK 细胞。

2）特异性免疫：免疫应答是宿主清除病毒感染或防止再次感染的最好途径。一般情况下,体液免疫主要清除血流中的病毒,并能有效地防止再感染。细胞免疫主要是特异性CTL 对靶细胞的杀伤,以及活化的吞噬细胞对病毒的有效杀灭,是促进机体从初次感染中恢复的主要因素。

【测试题】

（一）选择题

A1 型题

1. 细胞融合有利于病毒的

    A. 吸附　　　　B. 脱壳　　　　C. 扩散　　　　D. 复制　　　　E. 释放

2. 病毒侵入细胞内,但不能大量增殖,不出现临床症状,此类感染称

    A. 急性感染　　　　　　B. 慢性感染　　　　　　C. 潜伏性感染

    D. 慢发感染　　　　　　E. 隐性感染

3. 潜伏感染的特点是

    A. 潜伏期长达数月至数十年　　　　B. 症状多为亚急性

    C. 检测不到任何病毒指标　　　　　　D. 不侵犯中枢神经系统

    E. 病毒很快被清除

4. 抗体对病毒的中和作用主要是

    A. 抑制病毒生物合成　　　　　　B. 诱导干扰素产生

    C. 阻止病毒与靶细胞相互作用　　　　D. 中和病毒毒素

    E. 杀伤细胞内的病毒

5. 感染病毒的细胞在细胞核或细胞质内存在可着色的斑块状结构称

    A. 包涵体　　　　　　B. 蚀斑　　　　　　C. 空斑

    D. 核酸　　　　　　　E. 异染颗粒

6. 有关病毒感染的描述,正确的是

    A. 病毒在人群个体间的相互相互传播为水平传播,主要经皮肤和黏膜传播

    B. 母亲将病毒传给其子女的感染为垂直传播

    C. 病毒感染细胞造成的免疫病理损伤仅限于Ⅳ型超敏反应

    D. 慢发病毒感染就是病毒的慢性感染

    E. 以上均对

7. 病毒的致病因素是

    A. 内毒素　　　　　　B. 外毒素　　　　　　C. 侵袭力

    D. 表面结构　　　　　E. 以上均不对

8. 下列经垂直感染导致畸胎的病毒是
    A. 麻疹病毒   B. 风疹病毒   C. 流行性感冒病毒
    D. 流行性乙型脑炎病毒   E. 甲型肝炎病毒

9. 下列哪种病毒易发生潜伏感染
    A. 乙型脑炎病毒   B. 乙型肝炎病毒   C. 流感病毒
    D. 水痘-带状疱疹病毒   E. 脊髓灰质炎病毒

10. 病毒感染宿主细胞后可出现
    A. 细胞溶解死亡   B. 细胞融合   C. 细胞转化
    D. 包涵体形成   E. 以上均对

11. 病毒侵入机体后,在易感细胞内复制完毕,可在短时间内一次释放大量的子代病毒,使宿主细胞裂解死亡,此现象称
    A. 慢性感染   B. 杀细胞性感染   C. 稳定状态感染
    D. 细胞凋亡   E. 细胞转化

12. 病毒感染细胞后,其核酸可整合在宿主细胞 DNA 中,使细胞的遗传性状发生较大改变,导致
    A. 包涵体形成   B. 细胞融合   C. 细胞变形
    D. 细胞凋亡   E. 细胞转化

13. 关于持续性病毒感染,下述正确的是
    A. 可出现临床症状
    B. 可不出现临床症状而成为病毒携带者
    C. 持续性病毒感染者是重要的传染源
    D. 病毒在宿主体内持续存在数月至数年甚至数十年
    E. 以上均对

14. 病毒入侵机体后,对病毒迅速发生反应的主要是
    A. NK 细胞   B. T 淋巴细胞   C. B 淋巴细胞
    D. CTL   E. 以上均是

A2 型题

15. 某患者在 3 岁时患过水痘。53 岁时,由于受寒、免疫力下降,左侧背部皮肤出现感觉过敏、灼烧痛、针刺感,之后出现皮疹,皮疹沿周围神经走行并排列成带状。此感染属于
    A. 慢性感染   B. 潜伏感染   C. 慢发病毒感染
    D. 隐性感染   E. 急性病毒感染的迟发并发症

B 型题

(16~18 题共用备选答案)
    A. 隐性感染   B. 急性感染   C. 显性感染
    D. 慢性感染   E. 慢发病毒感染

16. 病毒侵入宿主后,在易感细胞内大量增殖,引起明显的临床症状,称

17. 病毒侵入机体 2 周后发病,出现临床症状,称

18. 病毒在显性或隐性感染后,未被完全清除,患者仅出现轻微临床症状,常反复发作,迁延不愈,并可经常或间歇性排出病毒,称

(二)填空题

1. 病毒主要通过破损的_____、_____传播,一定条件下,可直接进入_____感染机体。

2. 病毒感染的传播方式有_____传播和_____传播。

3. 根据有无临床症状,病毒感染可分为_____感染和_____感染。根据病毒在机体内感染的过程、滞留时间,病毒感染又可分为_____感染和_____感染。

4. 机体在清除病毒的免疫作用中,对细胞外感染的病毒,以_____免疫为主,对细胞内感染的病毒以_____免疫和_____为主。

(三)名词解释

1. 垂直传播　2. 慢发病毒感染　3. 包涵体　4. 杀细胞效应

(四)问答题

1. 病毒感染的途径有哪些?

2. 病毒感染的类型有哪些?

3. 简述病毒感染的免疫病理作用。

4. 病毒感染后可通过哪些作用直接损伤机体?

【参考答案】

(一)选择题

1. C　　2. E　　3. C　　4. C　　5. A　　6. A　　7. E　　8. B　　9. D　　10. E
11. B　　12. E　　13. E　　14. A　　15. B　　16. C　　17. B　　18. D

(二)填空题

1. 皮肤　黏膜　血液循环

2. 水平　垂直

3. 隐性　显性　急性　持续性

4. 体液　细胞　干扰素

(三)名词解释

答案见教材。

(四)问答题

答案见教材。

(李剑平)

▶ 第二十六章

病毒感染的检查方法与防治原则 ◀

【学习目标】

1. 熟悉病毒感染的防治原则。

2. 了解病毒感染的检查方法。

【内容概要】

1. 病毒感染的检查方法

(1)标本采集与送检:临床上应根据不同症状、不同感染部位、不同病程采集不同的标本。标本采集时,必须严格无菌操作。对于本身就带有杂菌的标本,应加入高浓度青霉素、链霉素等抗生素处理。标本采集后应立即送检。

(2)病毒的分离与鉴定:病毒的分离培养方法有动物接种、鸡胚培养、细胞培养。病毒的鉴定方法有形态学鉴定、血清学鉴定及分子生物学鉴定等方法。

(3)病毒感染的血清学诊断:用中和试验、血凝抑制试验、补体结合试验及凝胶免疫扩散试验等血清学方法可对病毒感染作出诊断(或辅助诊断),或进行流行病学调查。

(4)病毒感染的快速诊断:直接观察标本中的病毒颗粒,或直接检测病毒 IgM 类抗体或病毒成分(核酸或抗原)等,可对病毒感染作出快速诊断及早期诊断。

2. 病毒感染的防治原则

(1)病毒感染的特异性预防:根据获得性免疫的原理,应用病毒抗原刺激机体,或直接给予抗病毒的特异免疫产物(抗体等),从而使机体主动产生或被动获得某病毒的特异性免疫,以达到预防病毒感染性疾病的目的。

(2)病毒感染的治疗:目前尚无十分理想的药物治疗病毒感染。近年来,随着分子病毒学及生物信息学的发展,研制出了一批对某些病毒有明显抑制作用的药物,如核苷类药物、蛋白酶抑制剂、非核苷类反转录酶抑制剂、干扰素等。

【测试题】

(一)选择题

A1 型题

1. 有关病毒标本的采集,不正确的是

    A. 早期或急性期采集　　　　　　　　B. 及时送检

    C. 必须严格无菌操作　　　　　　　　D. 有杂菌的标本不能加入抗生素

    E. 高致病性的病毒标本应装在不易泄漏的容器内,专人运送

2. 下列哪项不是病毒感染的快速诊断方法

    A. 细胞培养　　　　　　　　　　　　B. 用光学显微镜观察病毒包涵体

    C. 用蛋白印迹技术检测病毒抗原　　　D. 用 ELLSA 捕获法检测特异性 IgM

115

E. 用 PCR 技术检测病毒的核酸

3. 下列哪项不是核苷类药物

    A. 阿昔洛韦   B. 阿糖腺苷   C. 拉米夫定

    D. 利巴韦林   E. 赛科纳瓦

4. 下述不属于人工主动免疫的生物制品是

    A. 灭活疫苗   B. 活疫苗   C. 重组载体疫苗

    D. 基因工程疫苗   E. 乙型肝炎免疫球蛋白

5. 不属于细胞免疫制剂的是

    A. 干扰素   B. 白细胞介素   C. 肿瘤坏死因子

    D. 集落刺激因子   E. IgG

B 型题

(6～7 题共用备选答案)

    A. 原代细胞   B. 传代细胞   C. 二倍体细胞

    D. 肿瘤细胞   E. 胚胎细胞

6. 由肿瘤细胞或二倍体细胞突变而来的是

7. 常用于病毒培养的人喉上皮癌(Hep-2)细胞属于

(8～10 题共用备选答案)

    A. 核苷类药物   B. 干扰素

    C. 病毒蛋白酶抑制剂   D. 非核苷类反转录酶抑制剂

    E. 基因治疗剂

8. 英迪纳瓦属于

9. 具有广谱抗病毒作用且细胞毒性小是

10. 齐多夫定属于

(二)填空题

1. 用血清学方法诊断病毒感染,应在发病_____期和病后_____周内各采集一份血清标本,以利于动态观察双份血清中的_____效价。

2. 病毒的分离培养方法有_____、_____和_____。

3. 病毒感染的血清学诊断方法有_____、_____、_____、_____等。

4. 常用病毒疫苗有_____、_____、_____、_____等。

5. 抗病毒化学制剂主要有_____、_____和_____等。

(三)名词解释

细胞病变效应(CPE)

(四)问答题

1. 病毒感染宿主细胞后可出现哪些细胞病变?

2. 病毒感染的快速诊断方法有哪些?

【参考答案】

(一)选择题

1. D   2. A   3. E   4. E   5. E   6. B   7. B   8. C   9. B   10. A

(二)填空题

1. 初 2～3 抗体

2．动物接种　鸡胚培养　细胞培养

3．中和试验　血凝抑制试验　补体结合试验　凝胶免疫扩散试验

4．灭活疫苗　活疫苗　重组载体疫苗　亚单位疫苗

5．核苷类药物　非核苷类反转录酶抑制剂　蛋白酶抑制剂

(三)名词解释

答案见教材。

(四)问答题

答案见教材。

（李剑平）

▶ 第二十七章

呼吸道病毒 ◀

【学习目标】

1. 掌握流行性感冒病毒的生物学性状；流感病毒抗原变异与流感流行的关系；流感病毒的致病性、免疫特点及防治原则。

2. 熟悉麻疹病毒的生物学性状、致病性、免疫特点和防治原则。

3. 了解腮腺炎病毒、风疹病毒、冠状病毒的主要生物学性状与致病性。

【内容概要】

呼吸道病毒是一类经飞沫侵入呼吸道，在呼吸道黏膜上皮细胞中增殖，引起呼吸道局部病变或呼吸道以外组织器官病变的病毒。呼吸道病毒种类较多，其中常见的有流行性感冒病毒、麻疹病毒、腮腺炎病毒和风疹病毒等。该类病毒多具有感染力强、传播快、起病急等特点。

1. 流感病毒

(1)主要生物学性状：流感病毒一般呈球形，由核衣壳和包膜组成。病毒体的核心由分节段的单负链 RNA 与核蛋白组成。包膜由内层基质蛋白和外层脂蛋白组成，具有维持病毒外形及完整性等作用。包膜上镶嵌有两种刺突，一种是 HA，另一种是 NA。HA 能引起红细胞凝集并与病毒的吸附和穿入有关。NA 可水解宿主细胞表面的神经氨酸，有利于病毒的释放和扩散。

根据流感病毒核蛋白和 M 蛋白免疫原性的不同，可将其分为甲、乙、丙三型。甲型流感病毒又可根据其 HA 和 NA 的免疫原性不同，再区分为若干亚型。甲型流感病毒表面的 HA 和 NA 易发生变异，其变异形式包括抗原漂移与抗原转变有两种。

(2)致病性与免疫性：流感病毒引起流感，流感传染性强，多呈季节性流行。传染源主要是患者和隐性感染者，感染的动物亦可传染人。病毒经飞沫、气溶胶通过呼吸道在人间传播。病毒侵入易感者呼吸道，在黏膜上皮细胞内增殖，引起上皮细胞的病理改变。患者出现头痛、畏寒、发热、乏力、全身酸痛、鼻塞、流涕、咳嗽、咽痛等症状。若合并肺炎等，病死率高。1997 年以来，多个国家和地区发生了较大规模 H5N1 引起的高致病性禽流感。禽流感病毒不能在人间直接传播，但重组形成的新病毒有可能在人间流行。

病后或疫苗接种后，机体可产生体液免疫和细胞免疫，发挥抗病毒及抵抗同型病毒再感染的作用。但由于流感病毒易变异，机体对新出现的亚型无抵抗力。

(3)防治原则：在流感流行期间，应尽量避免人群聚集。公共场所应常通风换气，必要时可用乳酸溶于水中，加热熏蒸以对空气消毒。接种流感病毒灭活疫苗是预防流感的有效措施。流感的治疗以对症治疗和预防继发性细菌感染为主。金刚烷胺可抑制甲型流感病毒的复制，对疾病的预防和治疗有一定效果，干扰素、中草药等有一定疗效。

2. 麻疹病毒 是球形有包膜的 RNA 病毒。病毒经呼吸道传播,引起麻疹。部分免疫力低下的患儿易继发细菌感染,死亡率高。麻疹最严重的并发症是亚急性硬化性全脑炎(SSPE),为急性病毒感染的迟发并发症,表现为渐进性大脑衰退,一般 1~2 年内死亡。麻疹病后可获终生免疫力。

预防麻疹的主要措施是隔离患者,进行人工主动免疫,提高儿童免疫力。6~12 个月婴儿可通过接种麻疹减毒活疫苗进行特异性预防。对接触麻疹患者的易感者,可用丙种球蛋白或胎盘球蛋白进行紧急预防。

3. 腮腺炎病毒 是球形有包膜的 RNA 病毒。病毒主要通过飞沫经呼吸道传播引起流行性腮腺炎。青春期感染者,男性易合并睾丸炎,女性易合并卵巢炎。有时还可引起无菌性脑膜炎。接种疫苗是有效的预防措施,及时隔离患者,可防止流行性腮腺炎传播。

4. 风疹病毒 是球形有包膜的 RNA 病毒。病毒经呼吸道侵入人体引起风疹。经垂直传播导致胎儿先天性感染,引起胎儿死亡或先天性风疹综合征(出生后表现为先天性心脏病、耳聋、白内障、智力障碍等)。风疹病毒感染后可获得牢固免疫力,孕妇血清抗体对胎儿有保护作用。接种风疹减毒活疫苗或三联疫苗是预防风疹的有效措施,孕妇与患者接触应立即注射大量丙种球蛋白进行紧急预防。

5. 冠状病毒 为 RNA 有包膜的病毒,因包膜上有向四周伸出的突起,病毒形如花冠状,故名。冠状病毒主要引起普通感冒,某些病毒株尚可引起成人腹泻。SARS 冠状病毒(SARS-CoV)引起严重急性呼吸综合征(severe acute respiratory syndrome,SARS)。病毒主要经飞沫传播,也可通过接触患者呼吸道分泌物经口、眼等传播,还可通过粪-口传播。SARS 起病急,传播快,病死率高。潜伏期一般 3~7 天,常以发热为首发症状,伴头痛乏力、肌肉酸痛,继而出现干咳、呼吸困难等。严重者肺部病变进展快,出现呼吸困难和低氧血症,有的患者出现呼吸窘迫综合征、休克、DIC。病后免疫力不强。

目前尚无 SARS 的特异性疫苗,预防措施主要是隔离病人、切断传播途径和提高机体免疫力。治疗时以支持疗法为主。

【测试题】

(一)选择题

A1 型题

1. 流行性感冒的病原体是
   A. 流感嗜血杆菌　　　　B. 流感病毒　　　　C. 麻疹病毒
   D. 腮腺炎病毒　　　　　E. 风疹病毒

2. 慢发感染可引起严重亚急性硬化性全脑炎的病毒是
   A. 腮腺炎病毒　　　　　B. 风疹病毒　　　　C. 麻疹病毒
   D. 乙脑病毒　　　　　　E. 森林脑炎病毒

3. 麻疹疫苗的初次接种对象为
   A. 新生儿　　　　　　　B. 2 个月龄婴儿　　　C. 4 个月龄婴儿
   D. 6 个月龄婴儿　　　　E. 8 个月龄婴儿

4. 流感病毒的分型根据是
   A. 所致疾病的临床表现　　　　　B. RNA 多聚酶
   C. 核蛋白和内膜蛋白抗原　　　　D. HA
   E. NA

5. 甲型流感病毒最易变异的结构是

    A. HA   B. NA   C. 核蛋白

    D. M 蛋白   E. RNA 多聚酶

6. 腮腺炎病毒感染常见的并发症是

    A. 咽炎   B. 肺炎   C. 睾丸炎或卵巢炎

    D. 肝炎   E. 肾炎

7. 引起严重急性呼吸综合征(SARS)的病原体是

    A. 冠状病毒   B. SARS 冠状病毒   C. 衣原体

    D. 支原体   E. 立克次体

8. 关于 SARS 的传播,下列叙述正确的是

    A. 通过飞沫传播   B. 经呼吸道传播   C. 经粪-口传播

    D. 经眼传播   E. 上述均正确

9. 导致胎儿先天性感染,引起胎儿死亡或出生后表现为先天性心脏病、耳聋、白内障、智力障碍等病变的是

    A. 流感病毒   B. 腮腺炎病毒   C. 风疹病毒

    D. SARS 病毒   E. 麻疹病毒

10. 最近国内外流行的高致病性禽流感由下列流感病毒的哪个血清型引起

    A. H2N1   B. H3N1   C. H3N2

    D. H5N1   E. H5N2

B 型题

(11～14 题共用备选答案)

    A. RNP   B. MP   C. LP   D. HA   E. NA

11. 能引起红细胞凝集的是

12. 可水解宿主细胞表面的神经氨酸的是

13. 抗原结构稳定,具有型特异性的是

14. 主要来源于宿主细胞膜的是

(二)填空题

1. 呼吸道病毒多具有_____强、_____快、_____急等特点。

2. 根据流感病毒_____和_____免疫原性的不同,可将其分为_____、_____和_____三型。

3. 流感病毒包膜上镶嵌有两种刺突,一种是_____,另一种是_____。

4. 在流感流行期间,应尽量避免_____,公共场所应常_____,接种流感病毒_____是预防流感的有效措施。

5. 接种_____可预防麻疹,接种_____可预防风疹。

(三)名词解释

抗原转变 抗原漂移 血凝素 神经氨酸酶

(四)问答题

1. 甲型流感病毒为什么容易引起大流行?

2. 简述流行性感冒病毒的形态结构及其主要成分的功能。

3. 简述 SARS 的传播方式及预防原则。

【参考答案】

(一)选择题

1. B　　2. C　　3. E　　4. C　　5. A　　6. C　　7. B　　8. E　　9. C　　10. D

11. D　　12. E　　13. B　　14. C

(二)填空题

1. 感染力　传播　起病

2. 核蛋白　M蛋白　甲　乙　丙

3. 血凝素(HA)　神经氨酸酶(NA)

4. 人群聚集　通风换气　灭活疫苗

5. 麻疹减毒活疫苗　风疹减毒活疫苗或三联疫苗(MMR)

(三)名词解释

答案见教材。

(四)问答题

答案见教材。

(李剑平)

► ## 第二十八章

肠 道 病 毒 ◄

【学习目标】

1. 掌握肠道病毒的共同特点。

2. 熟悉脊髓灰质炎病毒的生物学特性、致病性、免疫性及防治原则。

3. 了解柯萨奇病毒、埃可病毒、新肠道病毒 71 型(EV71)与轮状病毒的致病性。

【内容概要】

1. 肠道病毒的共同特征　肠道病毒是一类生物学性状相似、形态最小的单正链 RNA 病毒。其共同特征有：①无包膜，核酸类型为 RNA，衣壳呈二十面体立方体对称；②在易感细胞中增殖后迅速产生 CPE；③对理化因素的抵抗力强，耐酸、乙醚等；④主要经过消化道传播，隐性感染多见。病毒在肠道中增殖，却能引起肠外感染。

2. 脊髓灰质炎病毒　是脊髓灰质炎的病原体，主要损害脊髓前角运动神经细胞，导致弛缓性肢体麻痹，因多见于儿童，故脊髓灰质炎亦名小儿麻痹症。脊髓灰质炎病毒呈球形，有 1、2、3 三个血清型。

该病毒的传染源是患者或无症状的病毒携带者。主要通过粪-口途径传播。病毒侵入宿主增殖后，引起病毒血症。少数感染者，病毒可侵入脊髓前角运动神经细胞、脑干、脑膜等，该病毒直接损伤运动神经细胞而导致肌肉瘫痪。病毒感染的结局受机体免疫力强弱的影响。大多数感染者表现为隐性感染。只有极少数的感染者产生严重的结局，出现暂时性肢体麻痹或造成永久性弛缓性肢体麻痹，以四肢多见，下肢尤甚，极个别患者甚至发展为延髓麻痹，导致呼吸、心脏衰竭而死亡。

疫苗接种是预防脊髓灰质炎的有效措施。我国目前实行 2 个月龄开始连服三次 OPV，每次间隔 1 个月，4 岁时加强一次的免疫程序，可保持持久免疫力。

3. 柯萨奇病毒和埃可病毒、新型肠道病毒　生物学性状、感染和免疫过程与脊髓灰质炎病毒相似，但柯萨奇病毒的型别多，引起的疾病谱复杂。

柯萨奇病毒可引起无菌性脑膜炎、疱疹性咽峡炎、手足口病、流行性胸痛、心肌炎、眼结膜炎等。埃可病毒主要引起病无菌性脑膜炎、腹泻、皮疹、感冒等。新肠道病毒主要引起无菌性脑膜炎、手足口病、眼结膜炎等。

4. 轮状病毒　呈球形，无包膜，有双层衣壳，其壳粒呈放射状排列，形同车轮状，故名。轮状病毒可分为 A~G7 个组，引起疾病的主要是 A~C 组。

A 组轮状病毒感染较为常见，主要经粪-口途径传播，也可通过呼吸道传播。引起婴幼儿腹泻，该疾病一般可自限性，病程 2~6 天，可完全恢复。但当婴幼儿营养不良或免疫功能低下，可导致严重腹泻，出现脱水和酸中毒，并出现严重并发症而导致死亡。

B 组轮状病毒致成人腹泻，可产生暴发流行，至今仅我国有过报道。C 组轮状病毒对人的致病性类似 A 组轮状病毒,但发病率低。

【测试题】

(一)选择题

A1 型题

1. 不属于肠道病毒特性的是
   - A. 为裸露的小核糖核酸病毒
   - B. 耐酸、耐乙醚
   - C. 核酸为单正链 RNA
   - D. 在肠道增殖,多引起肠道病变
   - E. 主要经过消化道传播,隐性感染多见

2. 脊髓灰质炎病毒多引起
   - A. 隐性或轻症感染
   - B. 瘫痪型感染
   - C. 延髓麻痹型感染
   - D. 慢性感染
   - E. 迁延性感染

3. 脊髓灰质炎病毒的感染方式是
   - A. 经媒介昆虫叮咬
   - B. 经口食入
   - C. 经呼吸道吸入
   - D. 经血液输入
   - E. 经皮肤接触

4. 有关脊髓灰质炎减毒活疫苗,下述错误的是
   - A. 2 个月龄开始服用
   - B. 连服 3 次,每次间隔 1 个月
   - C. 4 岁时加强一次
   - D. 用热开水或母乳送服
   - E. 疫苗贮存及运输均要注意冷藏

5. 有关脊髓灰质炎病毒的致病特性,正确的是
   - A. 主要经粪-口途径传播
   - B. 可形成两次病毒血症
   - C. 多表现为隐性感染
   - D. 极少数感染者出现弛缓性肢体麻痹
   - E. 以上均正确

6. 婴幼儿腹泻最常见的病原体是
   - A. 柯萨奇病毒
   - B. 埃可病毒
   - C. 轮状病毒
   - D. 腺病毒
   - E. 新肠道病毒

7. 最常引起儿童疱疹性咽炎的是
   - A. 新型肠道病毒
   - B. 埃可病毒
   - C. 柯萨奇 A 组病毒
   - D. 单纯疱疹病毒
   - E. 柯萨奇 B 组病毒

B 型题

(8～10 题共用备选答案)
   - A. 脊髓灰质炎病毒
   - B. 埃可病毒
   - C. 轮状病毒
   - D. 柯萨奇 B 组病毒
   - E. 新肠道病毒 71 型

8. 导致流行性胸痛的主要是

9. 引起手足口病的主要是

10. 引起小儿麻痹症的是

(二)填空题

1. 脊髓灰质炎病毒主要损害_____,导致弛缓性_____麻痹,因多见于儿童,故脊髓灰质炎亦名_____。

2. 柯萨奇病毒、埃可病毒和新肠道病毒主要通过_____途径传播,这些病毒在_____增殖却很少引起肠道疾病。不同的肠道病毒可引起_____的临床综合征,同

一型病毒亦可引起几种_____的临床症状。

3. A组轮状病毒导致婴幼儿腹泻，以_____多见，临床上_____以上的婴幼儿腹泻系由该病毒引起，是导致婴幼儿_____的主要原因之一。

4. OPV的毒力有_____的可能性，存在导致_____的危险。

(三)问答题

1. 简述脊髓灰质炎病毒的致病性及预防原则。

2. 简述柯萨奇病毒、埃可病毒和新肠道病毒的致病特性。

【参考答案】

(一)选择题

1. D　　2. A　　3. B　　4. D　　5. E　　6. C　　7. C　　8. D　　9. E　　10. A

(二)填空题

1. 脊髓前角运动神经细胞　肢体　小儿麻痹症

2. 粪-口　肠道　相同　不同

3. 6个月～2岁婴幼儿　80%　死亡

4. 恢复　疫苗相关麻痹型脊髓灰质炎

(三)问答题

答案见教材。

(李剑平)

► # 第二十九章

肝 炎 病 毒 ◄

【学习目标】

1. 掌握甲、乙型肝炎病毒的生物学性状、致病机制及免疫性。

2. 熟悉乙型肝炎的检测指标及临床意义。

3. 了解其他肝炎病毒的生物学性状及致病性。

【内容概要】

1. 甲型肝炎病毒　HAV 呈球形,无包膜,基因组为单正链 RNA。该病毒通过粪-口传播,进入机体后最终侵犯靶器官肝脏,引起甲型肝炎。HAV 引起肝细胞损伤的机制尚不清楚,目前认为 HAV 在肝细胞内增殖缓慢,一般不直接造成肝细胞明显的损害,其致病机制主要是免疫病理损伤。HAV 感染后,机体可产生特异性 IgM 和 IgG 抗体,预后良好,不发展成慢性肝炎和 HAV 的携带者。加强卫生宣教工作和饮食卫生管理,管好粪便,保护水源等措施可预防甲型肝炎。目前我国使用减毒甲肝活疫苗,效果良好。

2. 乙型肝炎病毒

(1) HBV 为 DNA 病毒,具有球形颗粒,小球形颗粒及管形颗粒三种形态。HBV 的抗原抗体系统有:HBsAg、抗-HBs;HBeAg、抗-HBe;HBcAg、抗-HBc;preS、抗-preS。HBV 通过血液传播、垂直传播、性传播及密切接触传播,引起乙型肝炎。HBV 感染的临床表现复杂,可出现无症状 HBsAg 携带者、急性肝炎、慢性肝炎、重症肝炎等。致病机制迄今尚不完全清楚,大量研究结果表明,免疫病理反应以及病毒对宿主细胞的直接作用是肝细胞损伤的主要原因。慢性肝炎可造成肝病变,又可促进成纤维组织增生,引起肝硬化。另外,大量证据表明,HBV 感染与原发性肝癌发生密切相关。

(2) 目前主要用血清学方法检测 HBsAg、抗-HBs、HBeAg、抗-HBe 及抗-HBc(俗称"两对半")。HBV 抗原抗体的血清学标志与临床关系较为复杂,必须对几项指标同时分析,才能有助于临床判断。其中"大三阳"是指 HBsAg、HBeAg 及抗-HBc 阳性,为急性或慢性乙型肝炎,说明传染性强;"小三阳"是指 HBsAg、抗-HBe 及抗-HBc 阳性,为急性感染趋向恢复。用核酸杂交法或 PCR 技术检测 HBVDNA,此类方法特异性强、敏感性高,可检测出极微量的病毒,目前已广泛用于临床诊断及药物疗效的评价。

(3) 加强对供血员的筛选,对病人血液、分泌物和排泄物等物品进行严格消毒,提倡使用一次性注射器具。注射乙肝疫苗是最有效的预防方法,用高价抗-HBs 的人血清免疫球蛋白(HBIg)可作被动免疫预防。

3. 丙型肝炎病毒　HCV 是一类具有包膜结构的单正链 RNA 病毒,引起丙型肝炎。该病毒感染呈全球性分布,传染源为患者和隐性感染者,主要经血及血制品传播。临床症状轻重不一,感染极易慢性化,约 40%～50% 的丙型肝炎患者可转变成慢性肝炎。多数慢性丙型肝炎患者不出现症状,发病时已呈现慢性过程,约 20% 可发展为肝硬化。HCV 感染与肝癌的发生密切相关。

4. 丁型肝炎病毒、戊型肝炎病毒、庚型肝炎病毒和 TT 病毒 丁型肝炎病毒体呈球形,核心为一单负链环状 RNA,须在 HBV 或其他嗜肝 DNA 病毒辅助下才能复制,其感染常导致乙型肝炎感染者的症状加重,病情恶化;HEV 病毒体呈球形,病毒核酸为单正链 RNA。通过粪-口传播引起急性戊型肝炎、重症肝炎以及胆汁淤滞性肝炎,发病后,患者一般 6 周好转并痊愈,不发展为慢性肝炎。HGV 为单正链 RNA 病毒,常与 HBV 或 HCV 合并感染。TTV 呈球形,基因组为单负链环状 DNA。可通过多种途径传播,包括血液或血制品传播、粪-口传播、唾液传播、精液传播及乳汁传播。该病毒与输血后肝炎有相关性,其致病机制尚不明确。

【测试题】

(一)选择题

A1 型题

1. 下列肝炎病毒中,属于 DNA 病毒的是
   A. HAV B. HBV C. HCV D. HDV E. HEV

2. 关于 HAV 的致病性与免疫性,下述错误的是
   A. 经粪-口途径传播 B. 很少转化为慢性
   C. 病后粪便或血中可长期携带病毒 D. 可引起散发或暴发流行
   E. 病后产生抗-HAV,对病毒再感染有保护作用

3. 下列可以抗 HBV 感染的是
   A. Dane 颗粒 B. 抗-HBs C. 抗-HBc
   D. DNA 多聚酶 E. HBcAg

4. 下列病毒中,引起输血后肝炎最常见的是
   A. HAV B. HCV C. HDV D. HEV E. HGV

5. HBV 最主要的传播途径是
   A. 消化道传播 B. 垂直传播
   C. 医学节肢动物叮咬传播 D. 输血和注射传播
   E. 接触传播

6. 属于缺陷病毒的是
   A. HAV B. HBV C. HCV D. HDV E. HEV

7. 患者血清中,不易检测的 HBV 抗原成分是
   A. HBsAg B. HBeAg C. HBcAg D. preS1 E. preS2

8. 用于紧急预防乙型肝炎的生物制品为
   A. 乙型肝炎疫苗 B. 胎盘球蛋白 C. 丙种球蛋白
   D. HBIg E. 人血清蛋白

9. HAV 早期感染的重要指标为
   A. 抗-HAVIgG B. 抗-HAVIgM C. 抗-HAVIgA
   D. 抗-HAVIgD E. 抗-HAVIgE

10. 以下哪项不是预防甲型肝炎的主要环节
    A. 加强卫生宣传教育 B. 加强饮食卫生管理 C. 管好粪便
    D. 保护水源 E. 防蚊灭蚊

11. 目前预防甲型肝炎的疫苗为
    A. 死疫苗　　　　　　　B. 减毒活疫苗　　　　　C. 亚单位疫苗
    D. 基因工程疫苗　　　　E. 新疫苗

12. 1988 年,我国上海甲型肝炎暴发流行主要是由于
    A. 水源被 HAV 污染　　B. 气候关系　　　　　　C. 使用中央空调
    D. 食入被污染的毛蚶　　E. 食用野生动物

13. HBV 在世界范围内传播,目前,估计全世界 HBV 携带者达
    A. 200 万　　B. 2000 万　　C. 2 亿　　D. 2.5 亿　　E. 3.5 亿

14. HBsAg 由下列哪种基因编码
    A. S 基因　　　　　　　B. C 基因　　　　　　　C. P 基因
    D. X 基因　　　　　　　E. 以上均不对

15. HBsAg 亚型分布有明显的地区差异,我国汉族以哪种亚型多见
    A. adr　　　B. adw　　　C. ayr　　　D. ayw　　　E. 以上均不对

16. 由 preC 及 C 基因编码的抗原是
    A. HBsAg　　B. HBeAg　　C. HBcAg　　D. preS1　　E. preS2

17. 在血液中不易检测的 HBV 抗原抗体的血清学标志是
    A. HBsAg　　B. 抗-HBs　　C. HBeAg　　D. 抗-HBe　　E. HBcAg

18. 关于 HBV 的致病机制,下述不正确的是
    A. 细胞介导的免疫病理损伤
    B. 免疫复合物引起的病理损伤
    C. 自身免疫反应引起病理损伤
    D. HBV DNA 整合入肝细胞的 DNA 中,导致部分患者细胞转化而发展为肝癌
    E. 不引起肝外病变

A2 型题

19. 血清 HBV 抗原抗体检测结果为:HBsAg(+)、抗-HBs(-)、HBeAg(+)、抗-HBe(-)、抗 HBc IgM(+),该患者为
    A. 无症状 HBV 携带者　　　　　B. 既往感染者
    C. 处于急性感染恢复期　　　　　D. 急性感染者
    E. 慢性感染者

B 型题

(20~23 题共用备选答案)
    A. HAV　　　B. HBV　　　C. HCV　　　D. HDV　　　E. HEV

20. 1988 年曾在我国上海引起暴发流行的传染病的病原体是

21. 属于缺陷病毒的是

22. 具有 preS 抗原的病毒是

23. 具有三种不同形态的病毒是

(24~26 题共用备选答案)
    A. HBsAg　　B. HBeAg　　C. HBcAg　　D. 抗-HBs　　E. 抗-HBc

24. 对机体具有保护性的是

25. 乙型肝炎疫苗的主要成分是

26. 提示病毒正在复制的是

(二)填空题

1. 目前公认的引起人类肝炎的病毒有 _____、_____、_____、_____、_____,近年还发现了_____和_____等与人类肝炎相关。

2. 主要经血液传播的肝炎病毒有_____、_____、_____和_____等。

3. 主要经粪-口传播的肝炎病毒有_____、_____。

4. HBV 的三种形态为_____、_____和_____。

5. 目前预防乙型肝炎所用的基因工程疫苗主要成分是_____,接种后诱导机体产生的抗体为_____。

6. HBsAg 阳性可见于_____肝炎、_____肝炎或_____。急性乙型肝炎恢复后,一般在 1～4 个月内 HBsAg 消失,若持续_____个月以上则认为向慢性肝炎转化。

(三)名词解释

1. Dane 颗粒　2. 小球形颗粒　3. HBsAg

(四)问答题

1. 列出肝炎病毒的种类及其传播途径。

2. 简述 HAV 的致病特点。

3. HBV 抗原抗体血清学标志主要有哪些?有什么临床意义?

4. 预防乙型肝炎须采取哪些措施?

【参考答案】

(一)选择题

1. B　2. C　3. B　4. B　5. D　6. D　7. C　8. D　9. B　10. E
11. B　12. D　13. E　14. A　15. A　16. B　17. E　18. E　19. D
20. A　21. D　22. B　23. B　24. D　25. A　26. B

(二)填空题

1. HAV　HBV　HCV　HDV　HEV　HGV　TTV

2. HBV　HCV　HDV　TTV

3. HAV　HEV

4. 大球形　小球形　管形

5. HBsAg　抗-HBs

6. 急性　慢性　无症状携带者　6

(三)名词解释

答案见教材。

(四)问答题

答案见教材。

(李剑平)

► 第三十章

虫 媒 病 毒 ◄

【学习目标】

1. 掌握流行性乙型脑炎病毒的生物学性状、致病性及防治原则。
2. 熟悉虫媒病毒的共同特征。
3. 了解登革病毒和森林脑炎病毒的致病性。

【内容概要】

(一)虫媒病毒的共同特征

①均为小球形 RNA 病毒,有包膜;②所致疾病潜伏期短,起病急,病情重,临床表现呈多样性;③节肢动物既是病毒的传播媒介,又是其储存宿主;④多数虫媒病毒病是自然疫源性疾病;⑤所致疾病具有明显的地方性和季节性。

(二)流行性乙型脑炎病毒

简称乙脑病毒,为流行性乙型脑炎的病原体,是重要的虫媒病毒。该病毒仅有一种血清型,幼猪是其最重要的传染源和中间宿主,主要传播媒介是三节吻库蚊,人被带有病毒的蚊虫叮咬后即可引起感染。病毒主要侵犯中枢神经系统,在脑组织神经细胞内增殖后,引起脑膜及脑实质的炎症。病后可获得稳定而持久的免疫力。乙脑尚无特效治疗方法,防蚊灭蚊、疫苗接种及加强动物宿主的管理是预防本病的关键。

【测试题】

(一)选择题

A1 型题

1. 流行性乙型脑炎的病原体是

    A. 乙型脑炎病毒   B. 脑膜炎奈瑟菌   C. 汉坦病毒

    D. 登革病毒   E. 以上均是

2. 流行性乙型脑炎病毒的传播途径是

    A. 跳蚤叮咬   B. 蜱叮咬   C. 三节吻库蚊叮咬

    D. 螨叮咬   E. 虱叮咬

3. 关于流行性乙型脑炎病毒,哪项是错误的

    A. 蚊是传播媒介   B. 幼猪是重要传染源   C. 多为隐性感染

    D. 为 DNA 病毒   E. 病毒外层有包膜

4. 登革病毒的传播媒介是

    A. 伊蚊   B. 库蚊   C. 按蚊   D. 蜱   E. 以上都不是

5. 森林脑炎病毒的传染源主要是

    A. 蜱   B. 野生动物   C. 病人

D. 螨　　　　　　　　　E. 猪

6. 森林脑炎病毒除经蜱叮咬传播外,还能通过哪种途径传播

A. 呼吸道　　　　　B. 胃肠道　　　　　C. 性接触

D. 蚊叮咬　　　　　E. 日常生活接触

A2 型题

7. 患儿,男,3.5 岁,于 2008 年 7 月出现高热(40℃)、剧烈头痛、频繁呕吐、抽搐、昏迷等症状。查体:有颈项强直,克氏征(＋)、布氏征(＋)、巴氏征(＋),患儿可能患的疾病是

A. 乙脑　　　　　　B. 流脑　　　　　C. 肾综合征出血热

D. 登革热　　　　　E. 疟疾

(二)填空题

1. 流行性乙型脑炎病毒的形态为_____,核酸类型为_____。

2. 流行性乙型脑炎病毒为_____包膜病毒,对脂溶剂_____。

3. 流行性乙型脑炎病毒亦称_____,其主要传播媒介是_____,作为传染源的动物主要是_____,每年流行的高峰期在_____月。

4. 流行性乙型脑炎病毒的血清型有_____种,其抗原性_____,病后可获得_____。

5. 人感染流行性乙型脑炎病毒后,绝大多数表现_____或_____感染,只有少数侵入_____,引起_____的炎症。

6. 登革病毒的主要传染源是_____和_____,所致疾病为_____和_____,流行季节是_____,储存宿主为_____。

7. 森林脑炎的病原体是_____,在我国的主要流行区是_____。

8. 森林脑炎的防治原则为_____、_____。

(三)名词解释

虫媒病毒

(四)问答题

1. 虫媒病毒的共同特征有哪些?

2. 简述流行性乙型脑炎病毒的致病性。

3. 乙脑病后免疫力如何? 怎样预防乙脑?

【参考答案】

(一)选择题

1. A　　2. C　　3. D　　4. A　　5. B　　6. B　　7. A

(二)填空题

1. 球形　单股正链 RNA

2. 有　敏感

3. 日本脑炎病毒　三节吻库蚊　幼猪　6～9

4. 一　稳定　持久免疫力

5. 隐性　轻型　中枢神经系统　脑膜及脑实质

6. 患者　隐性感染者　登革热　登革出血热/登革休克综合征　夏秋季　灵长类动物

7. 森林脑炎病毒　东北和西北林区

8. 防蜱、灭蜱　灭活疫苗接种

(三)名词解释

答案见教材。

(四)问答题

1. 见内容概要。

2. ①传染源主要是家畜和家禽,幼猪是最重要的传染源;②通过带毒蚊虫叮咬而感染;③致病机制:病毒经两次病毒血症后,突破血脑屏障,侵入脑组织内增殖,造成脑实质及脑膜病变。

3. 见内容概要。

(崔金环)

▶ 第三十一章

疱疹病毒 ◀

【学习目标】

1. 熟悉单纯疱疹病毒、水痘-带状疱疹病毒的主要生物学性状及致病性。

2. 了解 EB 病毒、巨细胞病毒的主要生物学性状及致病性。

【内容概要】

(一)单纯疱疹病毒(HSV)

HSV 在人群中的感染很普遍,病人和健康携带者是传染源,主要通过直接密切接触和性接触传播,主要引起皮肤、黏膜的疱疹性疾病。HSV 有 HSV-1 和 HSV-2 两种血清型,其中 HSV-1 主要引起腰以上部位的感染,如唇疱疹、疱疹性角膜结膜炎等;而 HSV-2 主要引起腰以下部位尤其是生殖器的感染。另外,HSV 还可通过母婴垂直传播引起胎儿及新生儿感染,HSV-2 感染还与宫颈癌的发生有关。HSV 感染的特点为:原发感染→潜伏→复发→潜伏→复发……HSV-1 潜伏于三叉神经节和颈上神经节,而 HSV-2 则潜伏于骶神经节。

(二)水痘-带状疱疹病毒(VZV)

VZV 是水痘和带状疱疹的病原体,传染源主要是患者,传播途径以呼吸道为主,皮肤是该病毒的主要靶细胞。水痘是 VZV 引起的原发感染,儿童多见;带状疱疹则是 VZV 引起的复发性感染,多发生于曾患过水痘的成人和老年人。病毒潜伏部位为脊髓后根神经节或脑神经的感觉神经节。

【测试题】

(一)选择题

A1 型题

1. 不属于疱疹病毒的是

    A. HSV   B. VZV   C. HCMV   D. RSV   E. EBV

2. VZV 常潜伏于

    A. 三叉神经节   B. 颈上神经节   C. 脊髓后根神经节

    D. 骶神经节   E. 腰神经节

3. 口唇疱疹常由哪种病毒引起

    A. HSV-1   B. HSV-2   C. VZV

    D. EBV   E. HCMV

4. 生殖器疱疹常由下列哪种病毒引起

    A. HSV-1   B. HSV-2   C. VZV

    D. EBV   E. HCMV

5. 关于 HSV 的叙述,下列哪项是错误的
    A. 人群感染较为普遍   B. 病人和健康携带者是传染源
    C. 密切接触和性接触为主要传播途径   D. 初次感染多数为隐性感染
    E. 感染恢复后多数病毒转为潜伏

6. 人巨细胞病毒常引起
    A. 唇疱疹   B. 带状疱疹   C. 病毒性脑炎
    D. 先天性畸形   E. 传染性单核细胞增多症

7. EBV 主要侵犯的细胞是
    A. CD4$^+$T 细胞   B. 红细胞   C. CD8$^+$T 细胞
    D. 单核细胞   E. B 细胞

8. 可通过输血传播的疱疹病毒有
    A. HSV-1   B. HSV-2   C. HCMV
    D. VZV   E. 以上均可

9. 下列组合错误的是
    A. VZV-带状疱疹   B. HPV-尖锐湿疣   C. HCMV-鼻咽癌
    D. HSV-2-生殖器疱疹   E. EBV-传染性单核细胞增多症

10. 有关水痘-带状疱疹病毒叙述错误的是
    A. 经呼吸道感染   B. 儿童初次感染引起水痘
    C. 成人初次感染引起带状疱疹   D. 潜伏部位为脑神经的感觉神经节
    E. 仅有一个血清型

11. 下列病毒中可以引起潜伏感染的是
    A. 麻疹病毒   B. 疱疹病毒   C. 风疹病毒
    D. 乙型脑炎病毒   E. 甲型肝炎病毒

12. 通过性接触传播的疱疹病毒是
    A. VZV、EBV   B. HCMV、EBV   C. VZV、HSV
    D. HSV、HCMV   E. EBV、HSV

13. 下列哪项不是单纯疱疹病毒引起的疾病
    A. 巨细胞包涵体病   B. 生殖器疱疹
    C. 疱疹性角膜结膜炎   D. 宫颈癌
    E. 疱疹性脑炎

A2 型题

14. 某患者,发热 39℃,肝、脾大,颈部淋巴结可触及,血 WBC 增多,非典型淋巴细胞可检出,印象诊断是传染性单核细胞增多症,引起该病的病原体是
    A. 腺病毒   B. 丙型肝炎病毒   C. 风疹病毒
    D. 人巨细胞病毒   E. EB 病毒

(二)填空题

1. HSV 有_____和_____两个血清型。

2. 与恶性肿瘤有关的疱疹病毒是_____、_____;能引起先天畸形的疱疹病毒为_____、_____、_____。

3. HCMV 经垂直感染可引起胎儿_____及新生儿_____病。

4. 常见人类疱疹病毒包括_____、_____、_____及 EB 病毒等。

5. HSV-1 主要潜伏于_____和_____；HSV-2 主要潜伏于_____。

(三)名词解释

水痘-带状疱疹病毒

(四)问答题

1. 疱疹病毒主要有哪些共同特点？

2. 简述 HSV 的传播途径及所致的疾病。

3. 简述 VZV、EBV 及 HCMV 所致的疾病。

【参考答案】

(一)选择题

1. D　　2. C　　3. A　　4. B　　5. E　　6. D　　7. E　　8. C　　9. C　　10. C

11. B　　12. D　　13. A　　14. E

(二)填空题

1. HSV-1　 HSV-2

2. EBV　 HSV-2　 HCMV　 HSV　 VZV

3. 先天畸形　 巨细胞包涵体

4. HSV　 VZV　 HCMV

5. 三叉神经节　 颈上神经节　 骶神经节

(三)名词解释

答案见教材。

(四)问答题

答案见教材或内容概要。

（崔金环）

► 第三十二章

反转录病毒 ◄

【学习目标】

1. 掌握人类免疫缺陷病毒的主要生物学性状、传播途径、致病机制与免疫性。

2. 熟悉人类免疫缺陷病毒的实验室检查及防治原则。

3. 了解人类嗜 T 细胞病毒。

【内容概要】

(一)人类免疫缺陷病毒的主要生物学性状

人类免疫缺陷病毒(HIV)是获得性免疫缺陷综合征(AIDS,艾滋病)的病原体。HIV 呈球形,核心含有反转录酶及单正链 RNA,包膜上镶嵌有 gp120 和 gp41 两种病毒特异性糖蛋白,其中 gp120 构成包膜表面的刺突并能与易感细胞表面的 CD4 分子结合而介导病毒的感染。HIV 有 HIV-1 和 HIV-2 两型,大多数 AIDS 由 HIV-1 型引起。

(二)人类免疫缺陷病毒的传播途径、致病机制与免疫性

AIDS 的传染源是 HIV 无症状携带者和 AIDS 患者,其传播途径主要有性传播、血液传播及垂直传播三种。HIV 侵入人体后,能选择性地侵犯表达 CD4 分子的细胞(CD4 分子是 HIV 包膜糖蛋白 gp120 的受体),主要是辅助性 T 细胞(CD4$^+$T 细胞),可造成 CD4$^+$T 细胞的溶解破坏、T 细胞数量的进行性减少和功能丧失,从而导致机体免疫功能缺陷,临床表现为致死性机会致病菌感染及恶性肿瘤。从 HIV 入侵机体到发展为典型的 AIDS,在临床上可分为急性感染期、无症状潜伏期、AIDS 相关综合征及免疫缺陷期 4 个时期。

HIV 诱导机体产生的体液免疫和细胞免疫,对机体都有一定的保护作用,但均不能彻底清除体内的 HIV,加之病毒抗原频繁变异可使病毒逃避机体的免疫清除作用,因此,一旦感染 HIV,便终生携带。

(三)人类免疫缺陷病毒的实验室检查及防治原则

HIV 感染的实验室诊断,主要依赖 HIV 抗体的检测,亦可检测 HIV p24 抗原或病毒核酸。对 AIDS 目前尚无有效的疫苗及有效的治疗方法,为防止 AIDS 的蔓延,主要采取一系列综合性预防措施,如加强社会宣传、严格血制品管理、杜绝吸毒和性滥交、感染 HIV 的妇女应避免妊娠等。

【测试题】

(一)选择题

A1 型题

1. HIV 感染人体后,其潜伏期是

    A. 数天   B. 数周   C. 数月   D. 约 10 年   E. 数十年

2. 防治艾滋病的措施中,下列哪项应除外
   A. 广泛宣传艾滋病的危害性　　　　B. 切断传播途径
   C. 对可疑者进行检查,确诊后治疗　　D. 对高危人群服用广谱抗生素
   E. 对高危人群进行监测

3. 人类免疫缺陷病毒引起 AIDS 的感染类型属于
   A. 隐性感染　　　　B. 慢性感染　　　　C. 慢发病毒感染
   D. 潜伏感染　　　　E. 急性感染

4. 带有反转录酶的病毒是
   A. 人类免疫缺陷病毒　　B. 乙肝病毒　　　　C. EB 病毒
   D. 单纯疱疹病毒　　　　E. 人巨细胞病毒

5. 人类免疫缺陷病毒不经下列哪种方式传播
   A. 性接触传播　　　　B. 握手传播　　　　C. 胎盘传播
   D. 共用注射器　　　　E. 输血

6. 成人 T 淋巴细胞白血病由下列哪种病毒引起
   A. HTLV-2　　　　B. HIV　　　　C. HTLV-1
   D. HBV　　　　　　E. HPV

A2 型题

7. 成年男性患者,被确诊为 HIV 感染者,在对其已妊娠 3 个月的妻子进行说明过程中,哪项是不正确的
   A. 此病可经性交传播　　　　B. 应立即终止妊娠
   C. 此病具有较长潜伏期　　　D. 应配合患者积极治疗
   E. 避免与患者共用餐具

8. 成年男性,体检发现血液中 HIV 抗体阳性,其最具传染性的物质是
   A. 尿液　　B. 粪便　　C. 唾液　　D. 血液　　E. 汗液

A3 型题

(9～11 题共用题干)

青年女性,有不洁性交史和吸毒史,近半年来出现体重下降、腹泻、发烧、反复出现口腔真菌感染、浅表淋巴结肿大。

9. 患者可能患的疾病是
   A. AIDS　　　　B. 细菌性肠炎　　　　C. 乙肝
   D. 阿米巴痢疾　　E. 结核

10. 该疾病主要侵犯的细胞为
    A. B 细胞　　　　B. 上皮细胞　　　　C. $CD4^+T$ 细胞
    D. 中性粒细胞　　E. 神经元

11. 可确诊该疾病的试验为
    A. ELISA　　　　B. 肥达试验　　　　C. PPD 试验
    D. 放射性核素试验　　E. 免疫印迹试验

(二)填空题

1. 人类免疫缺陷病毒是_____的病原体,属于_____科,含有一种重要的酶是_____。

2. HTLV-1 感染可引起 _____、_____、_____；HTLV-2 感染可引起_____。

3. 从 HIV 入侵机体到发展为典型的 AIDS,在临床上可分为_____、_____、_____、_____ 4 个时期。

4. 人类免疫缺陷病毒吸附细胞的表面结构是_____,细胞上的受体是_____。具有该受体的细胞主要有_____、_____等。

5. HIV 有两个型别,分别是_____和_____,世界上的艾滋病大多由_____所致。

6. 检测 HIV 抗体的初筛试验常用_____试验和_____试验,确认最常用_____试验。

7. HTLV-1 主要通过_____、_____、_____等方式传播,亦可经_____、_____、_____等途径传播。

8. 引起艾滋病患者机会感染最常见的病原体是_____、_____、_____、_____。

(三)名词解释
1. 反转录病毒　2. AIDS

(四)问答题
1. 简述 HIV 的感染过程及致病机制。
2. 预防和控制 HIV 传播的措施有哪些?
3. 简述人类免疫缺陷病毒的主要传染源与传播途径。

【参考答案】
(一)选择题
1. D　2. D　3. C　4. A　5. B　6. C　7. E　8. D　9. A　10. C
11. E

(二)填空题
1. 艾滋病　反转录病毒　反转录酶
2. 成人 T 细胞白血病　热带下肢痉挛性瘫痪　B 细胞淋巴瘤　毛细胞白血病
3. 急性感染期　无症状潜伏期　AIDS 相关综合征　免疫缺陷期
4. gp120　CD4 分子　$CD4^+T$ 细胞　单核-吞噬细胞
5. HIV-1 型　HIV-2 型　HIV-1 型
6. 酶联免疫吸附　免疫荧光　免疫印迹
7. 输血　注射　性交　胎盘　产道　哺乳
8. 细菌　病毒　真菌　原虫

(三)名词解释
答案见教材。

(四)问答题
答案见教材或内容概要。

(崔金环)

▶第三十三章

其他病毒及朊粒 ◀

【学习目标】

1. 掌握狂犬病病毒的主要生物学性状、致病性及防治原则。

2. 熟悉汉坦病毒的致病性及防治原则。

3. 了解克里米亚-刚果出血热病毒、人乳头瘤病毒的致病性及朊粒的概念。

【内容概要】

(一)狂犬病病毒

狂犬病病毒是人和动物狂犬病的病原体,为有包膜的 RNA 病毒。嗜神经细胞,在易感动物或人的中枢神经细胞中增殖时,可在细胞质内形成嗜酸性包涵体,称内基小体,可辅助诊断狂犬病。毒力强的野毒株在家兔脑内连续传代后,可变异为对人及犬致病性明显减弱的固定毒株,可用于制备疫苗。

传染源主要是病犬,其次是猫和狼。患病动物唾液中含有大量病毒,人患狂犬病主要通过被患病动物咬伤、抓伤所致。病毒先在伤口附近的横纹肌细胞内增殖,然后侵入周围神经,进而沿神经末梢上行至中枢神经系统,在神经细胞内增殖并引起中枢神经系统的病理性损伤后,又沿传出神经扩散至唾液腺和其他组织。潜伏期一般为 3～8 周,表现为神经兴奋性增高,患者最终因呼吸、循环衰竭而死亡。

捕杀野犬、对家犬接种犬用狂犬疫苗及严格管理;人被动物咬伤后应正确及时处理伤口并尽早接种疫苗,严重咬伤者伤口周围及底部注射抗狂犬病马血清或抗狂犬病人免疫球蛋白。

(二)汉坦病毒

汉坦病毒是肾综合征出血热的病原体。携带病毒的鼠为主要宿主动物和传染源。病毒在鼠体内增殖后,随鼠的唾液、尿及粪便排出,污染食物、水及空气等,主要经呼吸道、消化道或直接接触等方式感染人或动物。典型表现为高热、出血和肾损害,患者常伴有"三痛"(头痛、腰痛、眼眶痛)及"三红"(面、颈、上胸部潮红),病后可获持久免疫力。

预防的重点应做好防鼠灭鼠工作和个人防护;对易感人群可接种灭活疫苗。

【测试题】

(一)选择题

A1 型题

1. 狂犬病病毒内基小体最易检出的组织是

    A. 骨髓   B. 大脑海马回

    C. 外周组织   D. 血液

    E. 皮肤

2. 内基小体是

    A. 麻疹病毒包涵体　　　　　　　B. 疱疹病毒包涵体

    C. 衣原体包涵体　　　　　　　　D. 狂犬病病毒包涵体

    E. 腺病毒包涵体

3. 感染人体后可引起"恐水病"的病毒是

    A. 登革病毒　　　　　　B. HBV　　　　　　C. 汉坦病毒

    D. 流行性乙型脑炎病毒　E. 狂犬病病毒

4. HPV 与下列哪种疾病无关

    A. 尖锐湿疣　　　　　　B. 扁平疣　　　　　C. 口唇疱疹

    D. 宫颈癌　　　　　　　E. 寻常疣

5. HFRS 的有效预防措施是

    A. 防鼠灭鼠　　　　　　B. 灭蚤　　　　　　C. 灭蚊

    D. 防蜱叮咬　　　　　　E. 灭虱

6. HPV 不经下列哪种途径传播

    A. 呼吸道　　　　　　　B. 直接接触　　　　C. 间接接触

    D. 性接触　　　　　　　E. 经产道

7. 狂犬疫苗的接种对象是

    A. 犬　　　　　　　　　B. 儿童　　　　　　C. 被犬咬伤者

    D. A+C　　　　　　　　E. A+B+C

A2 型题

8. 田某,被狗咬伤 4 年后,已愈合的伤口处无故出现虫爬蚁走样感觉,并开始有发热、烦躁、目光异样、持续狂躁不安、恐水、怕光等症状,随之又出现了全身瘫痪、瞳孔散大、血压升高等,最后因心力衰竭和呼吸麻痹而死亡。该患者可能患何病

    A. 破伤风　　　　　　　B. 登革热　　　　　C. 狂犬病

    D. 肾综合征出血热　　　E. 气性坏疽

A3 型题

(9~11 题共用题干)

患者闫某,以收购废品为生,居住在一垃圾场周围的民房内。患者于 5 月×日突然发病后,相继出现高热、腰痛、尿少、视觉模糊等症状。实验室检查,血清汉坦病毒特异性 IgM 抗体阳性。

9. 该患者应诊断为

    A. 登革热　　　　　　　B. 伤寒　　　　　　C. 森林脑炎

    D. 肾综合征出血热　　　E. 乙脑

10. 该病由何种病原微生物感染引起

    A. 登革病毒　　　　　　B. 森林脑炎病毒　　　　C. 汉坦病毒

    D. 流行性乙型脑炎病毒　E. 狂犬病病毒

11. 该病的传染源是

    A. 鼠　　　B. 猫　　　C. 狗　　　D. 猪　　　E. 狼

(二)填空题

1. 从自然感染动物体内分离的狂犬病病毒株称为_____,可用于制备疫苗的狂犬病

病毒株是_____。

2. HPV主要通过_____传播,主要引起人类皮肤黏膜的_____,某些型别与_____的发生密切相关。

3. 我国狂犬病的传染源主要是_____,其次是_____;主要通过_____所致;感染动物在发病前_____天,其_____中就含有大量病毒而具有传染性。

4. 汉坦病毒在_____体内增殖后,可随其_____、_____或_____排出,污染食物、水及空气等;人或动物主要通过_____、_____或_____等方式感染。

(三)名词解释

1. 内基小体　2. 固定毒株　3. 朊粒

(四)问答题

1. 人被狗、猫等动物咬伤后应如何处理?

2. 汉坦病毒感染人体的方式主要有哪些?对肾综合征出血热应如何预防?

【参考答案】

(一)选择题

1. B　　2. D　　3. E　　4. C　　5. A　　6. A　　7. D　　8. C　　9. D　　10. C

11. A

(二)填空题

1. 野毒株　固定毒株

2. 接触　多种良性乳头状瘤或称疣　宫颈癌等恶性肿瘤

3. 病犬　猫和狼　被患病动物咬伤、抓伤　5　唾液

4. 鼠　唾液　尿液　粪便　呼吸道　消化道　直接接触

(三)名词解释

见教材及内容概要。

(四)问答题

见教材及内容概要。

(崔金环)

第三篇　人体寄生虫学

► 第三十四章

医学寄生虫概述 ◄

【学习目标】

1. 掌握寄生虫、宿主、生活史、感染阶段及寄生虫对宿主的致病作用。
2. 熟悉寄生虫病流行的环节、因素、特点及防治原则。
3. 了解我国寄生虫病防治成就与现状。

【内容概要】

表 34-1　医学寄生虫概述

名称	关键词或知识点	意义
寄生虫	受益的一方生物	病原
宿主	受害的一方生物	感染者(人)、传染源
终宿主	成虫阶段或有性生殖阶段所寄生的宿主	传染源
中间宿主	幼虫阶段或无性生殖阶段所寄生的宿主	感染虫期(阶段)、流行
保虫宿主	人体寄生虫传染来源的受染脊椎动物	传染源
转续宿主	含有滞育状态寄生虫幼虫的非适宜宿主	传染源、致病(幼虫移行症)
生活史	寄生虫生长发育全过程:	
	感染阶段	预防、流行病学
	感染途径	预防、流行病学
	体内移行	致病
	寄生部位	致病、诊断与治疗
	排卵途径	标本采集、实验诊断
寄生虫对人体损害	夺取营养、机械性损伤、毒性与免疫损伤	致病机制
寄生虫病	人与人之间传播、人和动物之间传播(人兽共患)	流行、防治
抗寄生虫免疫	固有性免疫、适应性免疫	抗感染、超敏反应
实验室诊断	病原检查、免疫检查、分子生物学检查	寄生虫病诊断
流行环节	传染源、传播途径、易感人群	流行与防制
流行因素	自然因素、生物因素、社会因素	流行与防制
流行特点	区域性、季节性、自然疫源性	流行与防制

当前流行主要现状、特点为:①生活水平与"富贵病";②社会发展与食源性寄生虫病;③药物、器官移植、感染与机会寄生虫病;④多年来的防治与常见寄生虫病;⑤生活理念、方式与性源性、宠物源性、旅游源性寄生虫病;⑥动物与人兽(畜)共患寄生虫病。此外,由于人类免疫缺陷病毒感染蔓延及免疫抑制剂大量运用等原因,使寄生虫病发生与流行出现新的变化,而且还有可能形成新格局

寄生虫病实验诊断,尤其是病原学诊断仍然依托传统的形态学方法(虫卵检查、幼虫检查、成虫检查)诊断。其发展历程主要经历了形态学方法、免疫学方法和分子生物学方法3个阶段。准确特异的诊断制剂,不断更新的抗寄生虫药物和对抗药性产生机制的认识以及研制出有效的抗寄生虫病疫苗,都是控制寄生虫病危害和提高预防效果的重要保证。

联合国开发计划署、世界银行和世界卫生组织联合倡议的热带病规划,2000年以后要求防治的8类10种主要热带病中,除麻风病、登革热和结核病外,其余5种7类均是寄生虫病。它们是疟疾、血吸虫病、淋巴丝虫病、盘尾丝虫病、利什曼病、非洲锥虫病和恰加斯病(Chagasdisease)。

世界卫生组织等提出要求防治的疾病,有4类寄生虫病(疟疾、血吸虫病、丝虫病、利什曼病)在我国流行。新中国成立后,寄生虫病流行仍猖獗,危害人民健康及生命,严重影响工农业生产。1950年国务院下达的《全国农业发展纲要》中提出要限期消灭的疟疾、血吸虫病、丝虫病、利什曼病和钩虫病(5大寄生虫病)。由于政府重视、群众的支持以及专业人员的积极工作,在40年间,上述重要寄生虫病的流行范围、受威胁人口及发病人数明显减少,防治成果举世瞩目。但当前我国寄生虫病疫情尚不稳定,要巩固成效,全面控制传播是一项艰巨而又长期的任务。

【测试题】

(一)选择题

A1型题

1. 寄生虫的幼虫或无性生殖阶段寄生的宿主称为
   A. 终宿主　　　　B. 中间宿主　　　　C. 保虫宿主
   D. 隐性感染　　　E. 带虫者

2. 在人体,寄生虫能长期生存,但无临床表现,此人称为
   A. 急性病人　　　　　　　B. 慢性病人
   C. 带虫者　　　　　　　　D. 健康者
   E. 亚急性期病人

3. 可作为人兽共患寄生虫病传染来源的畜、兽称寄生虫的
   A. 终宿主　　　　B. 中间宿主　　　　C. 保虫宿主
   D. 转续宿主　　　E. 传播媒介

4. 生活史类型(直接型、间接型)的划分标准是
   A. 是否需要中间宿主　　　　B. 是否需要终宿主
   C. 是否需要保虫宿主　　　　D. 是否需要转续宿主
   E. 是否需要保虫宿主和终宿主

5. 人体寄生虫病传染源包括
   A. 病人和带虫者　　　　　　B. 医学节肢动物

  C. 所有野生动物   D. 所有家畜

  E. 病人、带虫者、保虫宿主

6. 机会致病寄生虫是

  A. 免疫功能正常时易感染的寄生虫   B. 免疫功能低下时致病的寄生虫

  C. 偶然寄生虫   D. 体外寄生虫

  E. 暂时性寄生虫

A2 型题

7. 赵某,因食半生不熟猪肉馅饺子,经诊断为旋毛虫感染,且成虫寄生于宿主小肠,幼虫寄生于宿主肌肉,你认为感染者是

  A. 终宿主   B. 中间宿主   C. 保虫宿主

  D. 转续宿主   E. 终宿主＋中间宿主

8. 钱某,因吃生鱼片感染了肝吸虫,你认为感染者是

  A. 终宿主   B. 中间宿主   C. 保虫宿主

  D. 转续宿主   E. 以上均不是

9. 在自然界中,感染曼氏迭宫绦虫裂头蚴的蛙被非适宜宿主蛇、鸟等食入,裂头蚴在其体内存活而不发育,蛇、鸟是

  A. 终宿主   B. 中间宿主   C. 保虫宿主

  D. 转续宿主   E. 以上均不是

B 型题

(10～12 题共用备选答案)

  A. 双方互为不利的生活

  B. 双方彼此受益的生活

  C. 一方受益,另一方不受益也不受害的生活

  D. 一方受益,另一方受害的生活

  E. 双方相互不影响的生活

10. 共栖生活

11. 共生生活

12. 寄生生活

(13～14 题共用备选答案)

  A. 猪囊尾蚴压迫脑组织引起癫痫

  B. 蛔虫进入胆道造成胆管堵塞

  C. 并殖吸虫童虫移行引起肝脏损伤

  D. 蛔虫引起的营养不良

  E. 血吸虫引起虫卵肉芽肿导致的肝、肠病变

13. 属于夺取营养的是

14. 属于毒性与免疫损伤的是

(15～18 题共用备选答案)

  A. 血吸虫尾蚴引起的尾蚴性皮炎   B. 疟原虫引起的贫血

  C. 疟疾引起的肾小球肾炎   D. 血吸虫虫卵肉芽肿形成

  E. 蛔虫引起的肠梗阻

15. 属于Ⅰ型超敏反应的是

16. 属于Ⅱ型超敏反应的是

17. 属于Ⅲ型超敏反应的是

18. 属于Ⅳ型超敏反应的是

(二)填空题

1. 联合国开发计划署等组织要求防治的 10 类热带病中,有 7 类是寄生虫病,即_____、_____、_____、_____、_____、_____和_____。我国的 5 大寄生虫病为_____、_____、_____、_____、_____。

2. 两种生物生活在一起,受益的一方称_____,受害的一方称_____。

3. 寄生虫对宿主的作用包括_____、_____、_____。

4. 寄生虫感染免疫最常见的类型是_____和_____。

5. 寄生虫的传播途径包括_____、_____、_____、_____和_____。

6. 寄生虫病流行的 3 个基本环节是_____、_____、_____;影响寄生虫病流行的因素是_____、_____、_____;寄生虫病流行特点具有_____、_____、_____。

7. 医学寄生虫由_____、_____、_____三部分组成。

(三)名词解释

1. 生活史　2. 感染阶段　3. 保虫宿主　4. 转续宿主　5. 异位寄生　6. 世代交替
7. 人兽共患寄生虫病　8. 伴随免疫　9. 带虫免疫

(四)问答题

1. 什么叫寄生虫?其生活史分哪两种类型?举例说明。

2. 试比较寄生虫感染、寄生虫病、带虫者。

3. 试比较中间宿主、终宿主、保虫宿主、转续宿主。

4. 简述寄生虫病流行现状、特点及寄生虫病实验室检查。

【参考答案】

(一)选择题

1.B　　2.C　　3.C　　4.A　　5.E　　6.B　　7.E　　8.A　　9.D　　10.C
11.B　　12.D　　13.D　　14.E　　15.A　　16.B　　17.C　　18.D

(二)填空题

1. 疟疾　血吸虫病　淋巴丝虫病　盘尾丝虫病　利什曼病　非洲锥虫病　恰加斯病
血吸虫病　疟疾　丝虫病　黑热病　钩虫病

2. 寄生虫　宿主

3. 夺取营养　机械性损伤　毒性与免疫损伤

4. 带虫免疫　伴随免疫

5. 经口传播　经皮肤传播　经媒介昆虫传播　经接触传播　经胎盘传播

6. 传染源　传播途径　易感人群　自然因素　生物因素　社会因素　地方性　季节性　自然疫源性

7. 医学蠕虫　医学原虫　医学节肢动物

(三)名词解释

参见内容概要及教材。

(四)问答题

参见内容概要及教材第三十四章。

（许正敏）

▶ 第三十五章

医 学 蠕 虫 ◀

第一节 概述、消化道蠕虫

【学习目标】

1. 掌握消化道蠕虫的寄生部位、感染阶段、感染途径。

2. 熟悉常见消化道蠕虫及与诊断有关的形态、致病性及常用检查方法。

3. 了解消化道蠕虫的流行特点及防治原则。

【内容概要】

(一)医学蠕虫概述

医学蠕虫包括扁形动物门(吸虫纲、绦虫纲)、线形动物门(线虫纲)及棘头动物门(棘头虫纲)的一些寄生虫。

1. 土源性蠕虫 在生活史中不需要中间宿主,排出的虫卵在外界适宜环境中发育成为感染阶段(感染性虫卵或幼虫),经口或皮肤侵入终宿主。多数线虫属土源性蠕虫(钩虫、鞭虫、蛔虫、蛲虫)。

2. 生物源性蠕虫 在生活史中需要中间宿主,幼虫在中间宿主体内发育至感染阶段,人因食入含感染阶段的中间宿主或经媒介昆虫叮咬而感染。所有的吸虫、大部分绦虫、少数线虫属生物源性蠕虫。

3. 线虫形态共同特征 ①成虫:线状,圆柱状,雌雄异体,雌虫大于雄虫,雌虫尾部尖直,雄虫尾部膨大或向腹面卷曲。消化系统完整。雌性生殖系统多为双管型,雄性生殖系统多为单管型。②虫卵:无卵盖,其大小、形态、颜色、卵壳、内含物等因虫种而异。

4. 线虫生活史特点 生活史简单,包括虫卵、幼虫、成虫三个阶段,线虫幼虫在发育中最显著的特征是蜕皮;成虫多寄生于人体的肠道(丝虫寄生于淋巴系统);感染阶段因虫种而异,可为含蚴卵、丝状蚴或囊包;除钩虫、丝虫等通过皮肤感染外,均是经口感染;多为土源性线虫,少数为生物源性线虫。

5. 吸虫形态共同特征 ①成虫:大多数吸虫成虫背腹扁平,呈叶状或舌状(血吸虫呈线状),有口、腹吸盘。除血吸虫外均雌、雄同体。雄性睾丸均为2个且分支(血吸虫有睾丸7个)。②虫卵:虫卵多有卵盖(血吸虫卵无卵盖)。

6. 吸虫生活史基本类型 成虫→虫卵→毛蚴→胞蚴→雷蚴→尾蚴→囊蚴→下一代成虫。有些吸虫胞蚴分母胞蚴和子胞蚴,有些吸虫无雷蚴或囊蚴。生殖方式包括无性世代和有性世代,有世代交替现象。均需淡水螺作为中间宿主,在螺体内最终发育为尾蚴。多数吸虫需要第二中间宿主。感染阶段多为囊蚴(血吸虫的感染阶段是尾蚴),多经口感染(血吸虫经皮肤感染)。

7. 绦虫形态共同特征 ①成虫:背腹扁平,带状,分节,无消化系统,雌雄同体,虫体分头节、颈节和链体三部分。头节形态、结构因虫种而异,头节除可用于鉴别虫种外,亦是驱虫疗效考核的重要依据之一。②幼虫:绦虫的幼虫统称为中绦期,其名称、形态、结构因虫种而异,且致病较成虫严重。③虫卵:假叶目绦虫虫卵有卵盖,圆叶目绦虫虫卵无卵盖。

8. 绦虫生活史特点 成虫均寄生于脊椎动物的消化道;生活史复杂,均需中间宿主,为生物源性蠕虫;中绦期不仅是绦虫的感染阶段,而且致病较成虫严重;多数绦虫有两个感染阶段,即虫卵、中绦期;传播途径均是经口感染。

(二)消化道蠕虫

消化道蠕虫是人体虫种最多、感染最常见、分布最广的一类。感染方式,多数是通过误食被寄生虫感染阶段(虫期)污染的食物与水,或生食半生食含寄生虫的肉类而引起,即食源性寄生虫,有的为幼虫通过钻入皮肤而感染。消化道寄生虫诊断虫期(阶段)离体途径,多数随粪便排出,因此,粪便检查是其常用的实验室检查方法。

1. 似蚓蛔线虫 寄生于人体小肠,是人体最常见的寄生虫之一,除可引起肠道蛔虫症外,还可引起胆道蛔虫症、蛔虫性肠梗阻等严重并发症。

(1)形态:成虫:长圆柱状,形似蚯蚓,体表有横纹和侧线;体内有完整的消化系统和生殖系统(雄虫为单管型,雌虫为双管型);雄虫尾部卷曲,且有一对象牙状的交合刺。虫卵:受精卵为宽椭圆形,棕黄色,壳厚且透明,壳外有一层凹凸不平的蛋白质膜;未受精卵为长椭圆形,棕黄色,卵壳及蛋白质膜均较薄,内含许多大小不等的卵黄颗粒。

(2)生活史:成虫→虫卵→感染期卵→幼虫→成虫。①终宿主:人。②寄生部位:成虫寄生于人体的小肠。③生活史类型:直接型,虫卵随粪便排出,受精卵在外界适宜条件下,发育为感染期虫卵(含蚴卵)。④感染阶段:感染期虫卵。⑤感染途径与方式:经口误食含蚴卵。⑥体内移行途径:消化系统(口、食管、胃、小肠)→循环系统(门静脉、肝、下腔静脉、右心)→呼吸系统(肺泡、支气管、气管、咽喉部)→消化系统(食管、胃、小肠)。

(3)致病性:主要包括:幼虫引起的肺部病变,即肺蛔虫病,亦称 Loeffler 综合征。严重感染引起的异位寄生;成虫引起的消化道症状、超敏反应及蛔虫对人危害最严重的并发症(胆道蛔虫症、肠梗阻、阑尾炎、肠穿孔等)。

(4)实验室检查、流行与防治:病原检查:常用方法有生理盐水涂片法、饱和盐水漂浮法。流行:蛔虫病呈世界性分布,造成人群感染普遍的主要原因为:生活史简单,虫卵对外界因素抵抗力强,人类不良的生产方式与生活习惯。防治原则:实施健康教育、粪便管理、药物治疗。

2. 十二指肠钩口线虫和美洲板口线虫 所致钩虫病是我国5大寄生虫病之一,主要临床表现为贫血。

(1)形态:成虫:十二指肠钩虫呈"C"形,口囊腹侧有钩齿2对,美洲钩虫呈"S"形,口囊腹侧有板齿1对。虫卵:两种钩虫卵相似,卵壳薄、无色透明,内含卵细胞4~8个,卵细胞与卵壳之间有明显的环形空隙。

(2)生活史:成虫→虫卵→杆状蚴→丝状蚴→成虫。①终宿主:人。②寄生部位:人体小肠。③生活史类型:直接型,虫卵随粪便排出,在适宜的条件下发育为丝状蚴。④感染阶段:丝状蚴。⑤感染途径与方式:经皮肤(十二指肠钩虫、美洲钩虫),经口(十二指肠钩虫)。⑥体内移行途径:丝状蚴侵入皮下血管或淋巴管→右心→肺→支气管、咽→小肠;如自口腔和食管黏膜侵入血管,幼虫仍循上述途径;如被人吞食,少数未被胃酸杀死的幼虫也可直接在肠腔内发育成熟。⑦转续宿主:猪、兔、小牛等。

(3)致病性:主要包括两个方面:一是幼虫引起的钩蚴性皮炎及呼吸道症状;二是成虫所致的消化道病变、贫血(危害最严重)、异嗜症。

(4)实验室检查、流行与防治:病原检查:常用方法有直接涂片法、饱和盐水漂浮法、钩蚴培养法。流行:钩虫病呈世界性分布,感染率高低具有区域性差异。流行的因素与自然环境、种植作物、生产方式及生活条件等因素相关。防治原则:加强健康教育、粪便管理、普查普治。

3. 蠕形住肠线虫　所致蛲虫病,是儿童常见寄生虫病之一,主要症状为肛门周围和会阴部瘙痒。

(1)形态:成虫:线头状,虫体前端角皮膨大,形成头翼;咽管末端膨大,形成咽管球;雌虫虫体中部膨大,呈纺锤形。虫卵:柿核状,卵壳厚,无色透明,内含一幼虫。

(2)生活史:成虫→虫卵→感染期虫卵→成虫。①终宿主:人。②寄生部位:回盲部。③产卵(体内寄生体外产卵):时间(晚上)、地点(肛门周围、会阴部)、方式(边蠕动边排卵)、结局(常枯萎死亡,少数有时可进入阴道、尿道造成异位寄生)。④生活史类型:直接型,在肛门周围经6小时发育为感染性虫卵。⑤感染阶段:感染期虫卵(含蚴卵)。⑥感染途径与方式:直接方式(肛门-手-口直接感染)、间接方式(经口鼻吸入)。

(3)致病性:主要表现为肛门皮肤瘙痒及炎症,肠功能紊乱或慢性炎症,异位寄生可引起泌尿生殖系统和盆腔炎症。

(4)实验室检查、流行与防治:病原检查:常用方法有透明胶纸法、棉签拭子法。流行:蛲虫感染呈世界性分布,造成人体自然感染与相互感染的主要原因是生活史简单、感染途径与方式多。防治原则:对儿童要加强健康教育、普查普治。

4. 毛首鞭形线虫　是人体常见的肠道寄生虫之一,成虫寄生于人体盲肠,引起鞭虫病。

(1)形态:成虫:前端细后端粗,形似马鞭,雌虫尾部钝圆,雄虫尾部呈环状卷曲,两性成虫生殖系统均为单管型。虫卵:呈纺锤形,卵壳较厚,两端各具一透明塞状突起,内含一个未分裂的卵细胞。

(2)生活史、实验室检查、流行、防治原则:与蛔虫基本相同。但卵内幼虫在小肠孵出后直接移行至回盲部寄生。致病主要为成虫引起的消化道症状,重者可出现贫血、直肠脱垂。

5. 布氏姜片吸虫　成虫寄生于人、猪小肠内,所致姜片虫病是人兽共患寄生虫病。

(1)形态:成虫:虫体肥厚,形似姜片,为人体最大的吸虫。腹吸盘明显大于口吸盘。2个睾丸高度分支,呈珊瑚状,前后排列于虫体后半部。虫卵:长椭圆形,是人体最大的寄生虫卵,淡黄色,卵壳薄,卵盖小而不明显,内含1个卵细胞和数十个卵黄细胞。

(2)生活史:①终宿主:人。②保虫宿主:猪等动物。③寄生部位:成虫寄生于人、猪小肠内。④虫卵排出:随粪便排出。⑤第一中间宿主:扁卷螺。⑥水生媒介植物:荸荠、菱角等。⑦感染阶段:囊蚴。⑧感染途径:经口感染。⑨感染方式:生食或半生食含囊蚴的水生媒介植物。

(3)致病性:引起姜片虫病。姜片虫虫体大,吸盘发达,吸附力强,容易造成被吸附的肠黏膜发生点状出血、水肿、溃疡等。若感染虫数较多时,导致消化功能紊乱和营养不良。感染严重时可致肠梗阻。

(4)实验室检查、流行与防治：实验室检查：采集粪便检查虫卵。防治原则：加强健康教育；不生食或半生食水生媒介植物；积极治疗病人。

6. 链状带绦虫 成虫寄生于人体小肠，因进食含活猪囊尾蚴的猪肉引起肠绦虫病，囊尾蚴寄生于人体各组织器官引起囊尾蚴病，为常见人兽共患寄生虫病。

(1)形态：成虫：背腹扁平，带状，虫体分头节（圆球状、有顶突、小钩、吸盘）、颈部（具有很强的生发功能）、链体（包括幼节、成节及孕节）。虫卵：脱卵壳虫卵为圆球形，胚膜棕黄色，有放射状条纹，内含一个球形的六钩蚴。

(2)生活史：成虫→虫卵→囊尾蚴→成虫。①终宿主：人是猪带绦虫的唯一终宿主。②中间宿主：猪、人。③寄生部位：成虫寄生于人体小肠内，囊尾蚴寄生于肌肉、脑、眼等组织。④感染阶段、途径与方式：猪囊尾蚴（因食入含有活囊尾蚴的猪肉而经口感染）。虫卵（包括经口异体感染、自体外感染及自体内感染三种方式）。

(3)致病性：包括两个方面：一是成虫寄生于小肠所致的猪带绦虫病；二是囊尾蚴寄生于组织器官所引起的囊虫病（皮下或肌肉、脑、眼等）。该病对人体的危害程度，因寄生部位及囊尾蚴数量多少而异。

(4)实验室检查、流行与防治：实验室检查：常用方法有直接涂片法、饱和盐水漂浮法、压片法、肌肉活组织检查、CT、ELISA 等，其诊断虫期（虫卵、孕节、囊尾蚴）因疾病而异。流行：链状带绦虫呈世界性分布，我国几乎遍及全国。流行因素：猪的饲养不当，不良的生产方式及饮食习惯。防治原则：应加强健康教育，科学养猪，积极治疗病人。

7. 肥胖带绦虫 见教材第三十五章第二节，表 35-2 和图 35-5。

【测试题】

(一)选择题

A1 型题

1. 土源性蠕虫在发育过程中不需要
   A. 终宿主 　　　B. 中间宿主 　　　C. 保虫宿主
   D. 转续宿主 　　　E. 宿主

2. 生物源性蠕虫在发育过程中需要
   A. 终宿主 　　　B. 中间宿主 　　　C. 转续宿主
   D. 保虫宿主 　　　E. 宿主

3. 蛔虫的感染阶段是
   A. 受精卵 　　　B. 未受精卵 　　　C. 感染期虫卵
   D. 脱蛋白质膜受精卵 　　　E. 脱蛋白质膜未受精卵

4. 新鲜粪便污染了食物，人食入后可能感染
   A. 蛔虫 　　　B. 十二指肠钩虫 　　　C. 鞭虫
   D. 美洲钩虫 　　　E. 猪囊虫

5. 蛔虫对人体危害最为严重的是
   A. 夺取营养 　　　　　　B. 幼虫经肺移行
   C. 成虫在肠腔内移行 　　　　　　D. 成虫代谢产物引起的中毒反应
   E. 成虫扭结、钻孔而引起的外科并发症

6. 蛔虫实验室检查最常用的方法是
   A. 生理盐水涂片法 　　　　　　B. 饱和盐水漂浮法

C. 水洗沉淀法 　　　　　　　　　　D. 厚涂片法

E. 碘液涂片法

7. 钩虫的感染阶段是

　　A. 感染期虫卵 　　　　　B. 杆状蚴 　　　　　C. 丝状蚴

　　D. 尾蚴 　　　　　　　　E. 囊蚴

8. 吃未熟透的猪肉，可能感染的寄生虫是

　　A. 鞭虫 　　　　　　　　B. 旋毛虫 　　　　　C. 丝虫

　　D. 蛔虫 　　　　　　　　E. 蛲虫

9. 钩虫所致疾病最严重的是

　　A. 钩蚴性皮炎 　　　　　B. 幼虫所致的肺部损害 　　C. 贫血

　　D. 异嗜症 　　　　　　　E. 消化道病变

10. 生活史中，无幼虫移行（经血循环）过程的寄生虫是

　　A. 蛔虫 　　　　　　　　B. 鞭虫 　　　　　　C. 十二指肠钩虫

　　D. 美洲钩虫 　　　　　　E. 旋毛虫

11. 通过"肛门-手-口"感染的线虫是

　　A. 蛔虫 　　　B. 钩虫 　　　C. 鞭虫 　　　D. 旋毛虫 　　　E. 蛲虫

12. 在人体内查不到虫卵的寄生虫是

　　A. 蛔虫 　　　B. 钩虫 　　　C. 鞭虫 　　　D. 蛲虫 　　　E. 旋毛虫

13. 下列哪种寄生虫完成生活史需要中间宿主

　　A. 蛔虫 　　　B. 钩虫 　　　C. 蛲虫 　　　D. 鞭虫 　　　E. 丝虫

14. 寄生于人体淋巴系统且感染阶段是丝状蚴的是

　　A. 蛔虫 　　　B. 钩虫 　　　C. 蛲虫 　　　D. 鞭虫 　　　E. 丝虫

15. 属于肠道兼组织内寄生的线虫是

　　A. 蛔虫 　　　B. 钩虫 　　　C. 蛲虫 　　　D. 旋毛虫 　　　E. 丝虫

16. 经皮肤感染的寄生虫是

　　A. 蛔虫 　　　B. 钩虫 　　　C. 蛲虫 　　　D. 旋毛虫 　　　E. 丝虫

17. 误食下列哪种虫卵可能致囊虫病

　　A. 链状带绦虫卵 　　　　　　　　B. 细粒棘球绦虫卵

　　C. 微小膜壳绦虫卵 　　　　　　　D. 蛔虫卵

　　E. 血吸虫卵

18. 生食牛肉可能感染哪种寄生虫

　　A. 链状带绦虫 　　　　　B. 肥胖带吻绦虫 　　　C. 细粒棘球绦虫

　　D. 短膜壳绦虫 　　　　　E. 旋毛虫

19. 猪带绦虫病确诊的依据是

　　A. 粪便中查到带绦虫卵 　　　　　B. 粪便中查到链状带绦虫的孕节

　　C. 皮下触到囊虫结节 　　　　　　D. 血清中检出绦虫抗体

　　E. 肛门拭子法查虫卵

20. 人是链状带绦虫的何种宿主

　　A. intermediate host 　　B. definitive host 　　　C. reservoir host

　　D. paratenic host 　　　E. definitive host＋intermediate host

21. 人可作为下列哪种寄生虫的转续宿主
    A. 链状带绦虫　　　　B. 肥胖带绦虫　　　　C. 细粒棘球绦虫
    D. 微小膜壳绦虫　　　E. 曼氏迭宫绦虫

22. 能引起失明、癫痫发作的寄生虫是
    A. 链状带绦虫　　　　　B. 肥胖带绦虫　　　　C. 细粒棘球绦虫
    D. 微小膜壳绦虫　　　　E. 曼氏迭宫绦虫

A2 型题

23. 患者李某,菜农,因头晕、乏力、皮肤蜡黄、黏膜苍白、柏油样便而来院就诊,实验室检查:WBC 12×10^9/L,血红蛋白 75g/L,粪检发现有大量线虫卵,你认为可能是什么寄生虫感染
    A. 蛔虫　　B. 蛲虫　　C. 钩虫　　D. 丝虫　　E. 旋毛虫

24. 患儿周某,夜间睡眠时常有磨牙,白天吸吮手指,大便时常有白线头状小虫排出,透明胶纸法检查发现许多呈柿核状、无色透明、内含一幼虫的虫卵,你认为可能是什么寄生虫感染
    A. 蛔虫　　B. 鞭虫　　C. 钩虫　　D. 蛲虫　　E. 旋毛虫

A3 型题

患者张某,31 岁,因肌肉酸痛 1 个月,头痛,头晕,呕吐入院就诊,初诊为脑梗死。治疗 10 天后未见好转,重新考虑诊断,经详细询问病史及查体,发现患者经常吃"烤猪肉串",并有排节片史;胸前区有多个皮下活动性结节,活检皮下结节,确诊为猪囊尾蚴,免疫学诊断囊虫抗体阳性,经吡喹酮及驱绦虫治疗后,症状完全缓解出院。

25. 患者误食什么而感染猪囊尾蚴病
    A. 链状带绦虫卵　　　B. 肥胖带绦虫卵　　　C. 猪囊尾蚴
    D. 牛囊尾蚴　　　　　E. 细粒棘球绦虫卵

26. 确诊猪囊尾蚴病的主要依据是
    A. 患者经常吃烤猪肉串　　　　B. 皮下有多个活动性结节
    C. 免疫学诊断阳性　　　　　　D. 活检皮下结节为猪囊尾蚴
    E. 粪检发现孕节

27. 除吡喹酮外,治疗猪囊尾蚴病的常用有效药物还有
    A. 伯喹　　　　　B. 甲硝唑　　　　C. 阿苯达唑
    D. 槟榔　　　　　E. 南瓜籽

B 型题

(28～30 题共用备选答案)
    A. 口孔有品字形的唇瓣　　　B. 虫体前端有头翼
    C. 虫体前端细后端粗　　　　D. 口囊有钩齿 2 对
    E. 口囊有板齿 1 对

28. 蛔虫

29. 十二指肠钩虫

30. 蛲虫

(31～33 题共用备选答案)
    A. 卵内含物为 4～8 个卵细胞　　　B. 虫卵两端有透明塞状物
    C. 虫卵呈柿核状,内含一个幼虫　　D. 虫卵内含许多折光性颗粒

E. 卵内含一个卵细胞,且有月牙状空隙

31. 蛔虫受精卵

32. 蛲虫卵

33. 钩虫卵

(二)填空题

1. 造成肺部损伤的线虫有_____、_____。

2. 能引起贫血的寄生虫是_____、_____。

3. 感染阶段是感染期虫卵的线虫是_____、_____、_____。

4. 感染阶段是丝状蚴的线虫是_____、_____,感染阶段是囊包的是_____。

5. 寄生于人体肠道的绦虫主要有_____、_____、_____。

6. 人感染链状带绦虫卵的方式有_____、_____、_____。

7. 链状带绦虫幼虫称为_____,在人体内常见寄生部位有_____、_____、_____、_____等,引起_____病。

8. 肥胖带绦虫的孕节常从人体_____逸出,故用_____法查虫卵。

(三)名词解释

1. 土源性蠕虫　2. 生物源性蠕虫　3. 幼虫移行症　4. 钩蚴性皮炎　5. 异嗜症 6. 囊尾蚴病　7. 中绦期

(四)问答题

1. 试比较钩虫、蛔虫、鞭虫、蛲虫的寄生部位、感染阶段、感染途径。

2. 试比较猪带绦虫、牛带绦虫的形态、生活史及检查方法。

3. 简述诊断猪带绦虫病时的注意事项。

4. 饱和盐水漂浮法可诊断哪些寄生虫?为什么?

【参考答案】

(一)选择题

1. B	2. B	3. C	4. E	5. E	6. A	7. C	8. B	9. C	10. B
11. E	12. E	13. E	14. E	15. D	16. B	17. A	18. B	19. B	
20. E	21. E	22. A	23. C	24. D	25. A	26. D	27. C	28. A	
29. D	30. B	31. E	32. C	33. A					

(二)填空题

1. 蛔虫　钩虫

2. 钩虫　鞭虫

3. 蛔虫　鞭虫　蛲虫

4. 钩虫　丝虫　旋毛虫

5. 链状带绦虫　肥胖带绦虫　微小膜壳绦虫

6. 异体感染　自体外感染　自体内感染

7. 猪囊尾蚴　皮下　肌肉　脑　眼底　猪囊尾蚴

8. 肛门　透明胶纸

(三)名词解释

答案见教材第三十五章。

(四)问答题

1. 答:

虫种	寄生部位	感染阶段	感染途径
钩虫	小肠	丝状物	经皮肤、口
蛔虫	小肠	感染期卵	经口
鞭虫	回盲部	感染期卵	经口
蛲虫	回盲部	感染期卵	经口

2. 答案见教材第三十五章表 35-2。

3～4. 答案见教材第三十五章。

（孙　莉　许正敏）

第二节　血液和组织蠕虫

【学习目标】

1. 掌握血液与组织蠕虫的寄生部位、感染阶段、感染途径。

2. 熟悉常见血液与组织蠕虫的形态、致病性及常用检查方法。

3. 了解常见血液与组织蠕虫的流行情况及防治原则。

【内容概要】

血液寄生蠕虫主要包括丝虫、血吸虫等。组织器官寄生蠕虫主要包括旋毛虫、华支睾吸虫、并殖吸虫、细粒棘球绦虫等。

1. **班氏吴策线虫和马来布鲁线虫**　班氏吴策线虫又称班氏丝虫,马来布鲁线虫又称马来丝虫。成虫寄生于淋巴系统,主要引起淋巴丝虫病。

(1)形态:①成虫:乳白色,细长如丝线,体表光滑。成虫直接产微丝蚴。②微丝蚴:虫体细长,头端钝圆,尾端尖细,外有鞘膜,染色后可见体核。两种丝虫的微丝蚴在体态、头间隙、体核和尾核等方面具有不同特点。

(2)生活史:成虫→微丝蚴→腊肠期幼虫→丝状蚴→成虫。①终宿主:人。②中间宿主和传播媒介:蚊。③寄生部位:成虫寄生于人体的淋巴管、淋巴结。④感染阶段:丝状蚴。⑤感染途径与方式:蚊叮咬,丝状蚴经皮肤感染。

(3)致病性:①急性期表现:淋巴管炎(俗称"流火")、丹毒样皮炎、丝虫热。②慢性期阻塞病变:象皮肿、睾丸鞘膜积液、乳糜尿等。

(4)实验室检查与防治原则:①实验室检查,采取患者外周血、乳糜尿、抽出液或活检中查微丝蚴或成虫进行病原诊断。常用检查方法有厚血膜法、新鲜血滴法、浓集法、海群生白天诱出法。也可用免疫学检查(IFA、ELISA)及 DNA 探针技术进行诊断。②防治原则:普查普治,防蚊灭蚊,加强监测。

2. **旋毛形线虫**　简称旋毛虫,成虫和幼虫分别寄生于同一宿主的小肠和肌肉中,引起旋毛虫病,该病是重要的人畜共患病之一。

(1)形态:成虫虫体细小如线状。用病变肌肉组织压片镜检可见幼虫囊包。

(2)生活史:成虫→幼虫→幼虫囊包→成虫(需转换宿主)。①终宿主与中间宿主:成虫和幼虫寄生于同一宿主体内。虫体不需要在外界发育,但完成生活史需更换宿主。猪、狗和鼠等哺乳动物及人均可作为保虫宿主。②寄生部位：成虫——小肠、幼虫——横纹肌。③感染阶段：囊包。④感染途径与方式：生食或半生食含幼虫囊包的病畜肉而感染。

（3）致病性：旋毛虫对人体的致病与食入幼虫囊包数、幼虫侵入部位和宿主的免疫力等因素有关。致病过程可分为 3 期：①侵入期（肠型期），主要引起十二指肠炎、空肠炎；②幼虫移行期（肌型期），主要引起肌肉病变；③成囊期（恢复期）。

（4）实验室检查与防治原则：①实验室检查，取肌肉活检镜下观察有无囊包。免疫检查可辅助诊断，常用方法有皮内试验（IDT）、ELISA、IHA 等。②防治原则：不食用未熟的肉类及肉制品，把好"进口关"；加强对动物及肉类检疫；科学养猪，减少传染源。

3. 华支睾吸虫　成虫主要寄生在终宿主的肝胆管内，引起华支睾吸虫病（肝吸虫病）。

（1）形态：①成虫：虫体背腹扁平，狭长，状似葵花籽。雌雄同体，睾丸 2 个前后排列于虫体的后 1/3 处，呈分支状，故名华支睾吸虫。②虫卵：黄褐色，前端较窄，后端钝圆，形似灯泡状，内含成熟的毛蚴。

（2）生活史：基本发育过程包括成虫→虫卵→毛蚴→胞蚴→雷蚴→尾蚴→童虫→成虫。①终宿主：人。②保虫宿主：猫、狗等哺乳动物。③寄生部位：主要寄生于终宿主的肝胆管内。④虫卵排出：随粪便排出。⑤第一中间宿主：豆螺或沼螺、涵螺等淡水螺。⑥第二中间宿主：淡水鱼、虾。⑦感染阶段：囊蚴。⑧感染途径：经口感染。⑨感染方式：食入含有活囊蚴的第二中间宿主（淡水鱼、虾）。

（3）致病性：成虫寄生在人体肝胆管中，引起胆管上皮细胞脱落、增生，管壁变厚，管腔变窄，导致肝吸虫病。还可引起胆汁淤滞、胆管扩张、胆管炎、胆囊炎、胆石症等。儿童反复感染，可致发育障碍。晚期病人可出现肝硬化。

（4）实验室检查与防治原则：①实验室检查：直接涂片法操作虽简便，但容易漏检。常用沉淀法（集卵法）和改良加藤厚涂片法，可提高检出率。必要时可用十二指肠引流液查虫卵，还可检出成虫。②防治原则：加强健康教育，加强粪管水管，查治病人、病畜。

4. 卫氏并殖吸虫　卫氏并殖吸虫又称肺吸虫。成虫主要寄生在终宿主的肺部，引起肺吸虫病。

（1）形态：①成虫，虫体肥厚，背面稍隆起，腹面扁平，似半粒黄豆。睾丸 2 个分支如指状，卵巢 1 个，与子宫左右并列于腹吸盘之后。②虫卵：椭圆形，卵壳厚薄不均，卵盖大而明显，常略倾斜。内含 1 个卵细胞和 10 余个卵黄细胞。

（2）生活史：基本发育过程包括成虫→虫卵→毛蚴→胞蚴→雷蚴→尾蚴→童虫→成虫。①终宿主：人。②保虫宿主：多种肉食动物。③寄生部位：主要寄生于人和犬科及猫科动物肺内。④虫卵排出：随痰液或粪便排出。⑤第一中间宿主：川卷螺。⑥第二中间宿主：溪蟹或蝲蛄。⑦感染阶段：囊蚴。⑧感染途径：经口感染。⑨感染方式：生食或半生食含囊蚴的溪蟹或蝲蛄。

（3）致病性：在急性期，由于童虫移行引起所经部位的出血和炎症。在慢性期，是由于虫体进入肺内所致，大致可分为脓肿期、囊肿期、纤维疤痕期。多个器官可同时受累，临床上可分为胸肺型、皮下型、腹型和脑型等，其中以胸肺型为常见，主要表现为胸痛、咳嗽、咳铁锈色痰等。

（4）实验室检查与防治原则：①实验室检查：对于胸肺型，可采集痰液或粪便查虫卵，常用方法有直接涂片法或沉淀法。皮下型患者，可手术摘除皮下包块或结节，若检获童虫或成虫即可确诊。②防治原则：加强健康教育；不生吃或半生吃溪蟹和蝲蛄；积极治疗病人。

5. 日本血吸虫 又称日本裂体吸虫,成虫主要寄生于人体肠系膜下静脉内,引起血吸虫病。

(1)形态:①成虫:呈长圆柱状,外观似线虫,雌雄异体,但雌雄合抱。②虫卵:椭圆形,卵壳薄,无卵盖,卵壳一侧有一小棘,内含一成熟毛蚴。③毛蚴:梨形,周身披有纤毛。④尾蚴:属叉尾型尾蚴。

(2)生活史:基本发育过程包括成虫→虫卵→毛蚴→胞蚴→尾蚴→童虫→成虫。①终宿主:人。②保虫宿主:多种哺乳动物。③寄生部位:成虫寄生于人及多种哺乳动物的门静脉-肠系膜静脉系统。④虫卵排出:随粪便排出。⑤中间宿主:钉螺。⑥感染阶段:尾蚴。⑦感染方式与途径:接触疫水,尾蚴经皮肤感染。

(3)致病性:①尾蚴和童虫所致损害:尾蚴性皮炎、尾蚴性肺炎等。②成虫所致损害:静脉内膜炎、静脉周围炎等、血吸虫病肾病。③虫卵所致损害:虫卵是血吸虫的主要致病阶段。引起急性、慢性和晚期血吸虫病。重度感染者,门静脉周围可出现广泛的纤维化,导致肝硬化(干线型肝硬化)等。儿童时期反复感染者,可表现为侏儒症。肠壁肉芽肿纤维化还可导致肠狭窄、肠息肉等。

(4)实验室检查、流行与防治:①实验室检查:病原检查常用粪便直接涂片法、自然沉淀法和毛蚴孵化法、直肠镜活组织检查;免疫学检查可用环卵沉淀试验(COPT)、IHA、ELISA等。②流行:我国主要流行于长江流域及其以南地区。③防治原则:积极防治、综合措施、因时因地制宜,主要通过治疗病人、病畜、消灭钉螺、加强粪便管理和做好个人防护几个方面的综合防治。

6. 细粒棘球绦虫 又称包生绦虫。成虫寄生于犬科食肉动物的小肠,幼虫(棘球蚴)可寄生多种草食动物和人体内,引起棘球蚴病。

(1)形态:①成虫:长 2～7mm,由头节、颈部及链体组成。②虫卵:与猪带绦虫、牛带绦虫卵相似,在光镜下难以区别。③棘球蚴:圆形或近圆形的囊状体。由囊壁及囊内容物组成。囊壁内层生发层向囊内长出原头蚴、育囊(生发囊)和子囊。子囊结构与母囊相似,亦可长出原头蚴、育囊以及与子囊结构相似的小囊(孙囊)。原头蚴、育囊、子囊可自囊壁脱落而悬浮于囊液中,统称棘球蚴砂。

(2)生活史:成虫→虫卵(六钩蚴)→棘球蚴→成虫。①终宿主:犬、狼等食肉动物。②中间宿主:牛、羊、人。③感染阶段:虫卵。④感染途径与方式:人因误食虫卵而感染。⑤寄生部位:棘球蚴常寄生于人体的肝、肺等脏器。

(3)致病性:引起棘球蚴病(包虫病)。主要临床表现有:局部压迫和刺激症状、过敏症状、全身中毒症状等。

(4)实验室检查与防治原则:①实验室检查:病原检查比较困难。有时可从患者的痰液、尿液、腹水或胸水镜检发现棘球蚴砂或手术摘除的棘球蚴,但严禁穿刺,防止引起过敏性休克或继发性棘球蚴病。常用免疫检查协助诊断。②防治原则:加强宣传教育,注意饮食卫生和个人防护;禁用动物的内脏喂犬,深埋或焚烧病畜,定期为犬驱虫;治疗病人主要用手术摘除棘球蚴。

【测试题】

(一)选择题

A1 型题

1. 马来丝虫的寄生部位主要在

    A. 四肢浅表淋巴系统   B. 四肢浅表淋巴系统及深部淋巴系统

C. 腹腔、精索等淋巴系统　　　　D. 泌尿、生殖系统的淋巴系统

E. 除四肢浅表淋巴系统外,主要是深部淋巴系统

2. 下列哪种病变不是丝虫引起的

A. 血管炎　　　　　　B. 淋巴管炎　　　　　　C. 淋巴结炎

D. 乳糜尿　　　　　　E. 肢体象皮肿

3. 旋毛虫病最可靠的诊断方法是

A. 粪便自然沉淀法　　　　B. 饱和盐水浮聚法　　　　C. 免疫学诊断

D. 血液检查找幼虫　　　　E. 肌肉组织活检幼虫囊包

4. 旋毛虫幼虫主要寄生在人体的

A. 小肠　　　　　　　B. 肺　　　　　　　　　C. 平滑肌

D. 心肌　　　　　　　E. 横纹肌

5. 华支睾吸虫的主要保虫宿主为

A. 纹沼螺　　　　　　　　　　B. 淡水鱼及淡水虾

C. 猫、狗　　　　　　　　　　D. 牛、羊

E. 家禽

6. 并殖吸虫的主要致病阶段是

A. 虫卵　　　　　　　B. 囊蚴　　　　　　　　C. 尾蚴

D. 成虫和童虫　　　　E. 以上都不是

7. 肝吸虫病的病原学检查以哪种方法检出率最高

A. 十二指肠液引流检查法　　　　B. 大便直接涂片法

C. 自然沉淀法　　　　　　　　　D. 饱和盐水浮聚法

E. 厚血膜消化法

8. 感染肺吸虫是由于

A. 食入未煮熟的淡水鱼　　　　B. 生食水红菱、荸荠(马蹄)

C. 生食或食入未煮熟的溪蟹　　D. 生食未煮熟的淡水螺

E. 吸入感染性虫卵

9. 日本血吸虫致病最严重的阶段是

A. 尾蚴　　　B. 童虫　　　C. 成虫　　　D. 虫卵　　　E. 毛蚴

10. 日本血吸虫卵能进入肠腔并随粪便排出体外的最主要原因是

A. 肠蠕动增加　　　　　　　　B. 腹内压增加

C. 血管内压增加　　　　　　　D. 粗糙食物的刺激

E. 卵内毛蚴分泌物的破坏肠壁的作用

11. 预防日本血吸虫病的有效措施为

A. 查治病人、病牛　　　　　　B. 消灭钉螺

C. 粪便管理　　　　　　　　　D. 个人防护

E. 因时因地制宜、综合治理、科学防治

12. 诊断棘球蚴病,下列哪一项是错误的

A. 询问病史　　　　　　　　　B. X线检查

C. 免疫学检查　　　　　　　　D. 诊断性组织穿刺

E. CT及放射性核素扫描

13. 细粒棘球绦虫对人体的感染阶段是
    A. 细粒棘球绦虫虫卵   B. 棘球蚴   C. 囊尾蚴
    D. 原头蚴   E. 似囊尾蚴

B 型题

(14～15 题共用备选答案)
    A. 加强粪便管理   B. 防蚊灭蚊
    C. 避免赤脚下地,不用鲜粪施肥   D. 注意个人卫生,防止感染
    E. 不食未煮熟的猪肉

14. 丝虫病的主要防治措施是

15. 旋毛虫病的主要防治措施是

(16～18 题共用备选答案)
    A. 十二指肠液   B. 粪便   C. 尿液
    D. 血液   E. 痰液

16. 诊断日本血吸虫病常用的标本是

17. 诊断华支睾吸虫病常用的标本是

18. 诊断卫氏并殖吸虫病常用的标本是

(19～22 题共用备选答案)
    A. 经口感染   B. 经呼吸道感染   C. 经皮肤感染
    D. 经接触感染   E. 虫媒感染

19. 日本血吸虫病的感染方式是

20. 肝吸虫病的感染方式是

21. 丝虫病的感染方式是

22. 肺吸虫病的感染方式是

(23～25 题共用备选答案)
    A. 囊尾蚴   B. 囊蚴   C. 裂头蚴
    D. 丝状蚴   E. 尾蚴

23. 肺吸虫的感染阶段是

24. 血吸虫的感染阶段是

25. 肝吸虫的感染阶段是

(二)填空题

1. 淋巴丝虫感染所致的急性期淋巴管炎,其特征为_____,常发生于_____,俗称_____。

2. 班氏丝虫病患者慢性期阻塞性病变有_____、_____、_____等。

3. 旋毛虫成虫主要寄生于宿主的_____,幼虫则寄生于同一宿主的_____细胞内。

4. 旋毛虫急性期典型的表现是_____、_____、_____及血中_____增多等。

5. 肺吸虫卵排出体外的途径是_____和_____。

6. 棘球蚴在人体最常见的寄生部位是_____,其次是_____。

(三)名词解释

1. 夜现周期性   2. 象皮肿   3. 棘球蚴砂

(四)问答题

1. 试述肺吸虫病的临床分型及主要表现。

2. 根据日本血吸虫生活史过程,简述其致病虫期对人体的损害及后果。

3. 棘球蚴对人体有哪些危害?

【参考答案】

(一)选择题

1. A　　2. A　　3. E　　4. E　　5. C　　6. D　　7. A　　8. C　　9. D　　10. E

11. E　　12. D　　13. A　　14. B　　15. E　　16. B　　17. A　　18. E　　19. C

20. A　　21. E　　22. A　　23. B　　24. E　　25. B

(二)填空题

1. 逆行性　下肢　流火

2. 象皮肿　睾丸鞘膜积液　乳糜尿

3. 小肠　横纹肌

4. 不规则热　肌肉疼痛　水肿　嗜酸性粒细胞

5. 随痰咳出　随粪排出

6. 肝　肺

(三)名词解释

答案见教材或内容概要。

(四)问答题

答案见教材或内容概要。

（俞　敏　杨朝晔）

第三节　其他蠕虫

【学习目标】

1. 熟悉其他蠕虫的寄生部位、感染阶段、感染途径。

2. 了解其他蠕虫与诊断有关的形态和致病性。

【内容概要】

1. 结膜吸吮线虫　成虫寄生于犬、猫等动物或人的眼结膜囊内。感染阶段为感染期幼虫,传播媒介为蝇类,引起结膜吸吮线虫病。

2. 广州管圆线虫　终宿主为鼠类,成虫寄生于鼠类肺部血管内。中间宿主主要为螺类,并有多种转续宿主。人为非正常宿主,可因生食含感染期幼虫的中间宿主、转续宿主而被感染。幼虫可寄生于人的中枢神经系统,引起嗜酸性粒细胞增多性脑膜脑炎(广州管圆线虫病)。

3. 斯氏狸殖吸虫　终宿主为果子狸等动物,人是非正常宿主。中间宿主为拟钉螺、溪蟹。感染阶段为囊蚴,经消化道感染,幼虫可寄生于人体皮下和内脏器官,引起幼虫移行症。

4. 微小膜壳绦虫的寄生部位为小肠,中间宿主蚤类、面粉甲虫、拟谷盗;感染阶段为虫卵、似囊尾蚴;传染源为患者、鼠类;经消化道感染,引起微小膜壳绦虫病。

5. 曼氏迭宫绦虫的成虫一般不寄生于人体,常寄生于猫、犬等食肉动物的小肠,但裂头蚴可寄生于人体的任何部位,引起裂头蚴病。感染阶段:裂头蚴、原尾蚴。感染方式与途径:生食含裂头蚴或原尾蚴的中间宿主、转续宿主而感染。

【测试题】

(一)选择题

A1 型题

1. 下列哪种寄生虫不是经消化道感染
   A. 斯氏狸殖吸虫　　　　B. 结膜吸吮线虫　　　　C. 广州管圆线虫
   D. 微小膜壳绦虫　　　　E. 曼氏迭宫绦虫

2. 下列寄生虫其中间宿主为拟钉螺的是
   A. 粪类圆线虫　　　　B. 结膜吸吮线虫　　　　C. 斯氏狸殖吸虫
   D. 微小膜壳绦虫　　　　E. 曼氏迭宫绦虫

3. 斯氏狸殖吸虫的主要致病虫期是
   A. 虫卵　　　B. 成虫　　　C. 尾蚴　　　D. 囊蚴　　　E. 童虫

4. 微小膜壳绦虫的感染阶段是
   A. 虫卵、似囊尾蚴　　　　B. 囊尾蚴　　　　C. 棘球蚴
   D. 六钩蚴　　　　E. 成虫

5. 终宿主是人或鼠的是
   A. 细粒棘球绦虫　　　　B. 链状带绦虫　　　　C. 微小膜壳绦虫
   D. 肥胖带绦虫　　　　E. 以上都不是

X 型题

6. 经消化道感染的是
   A. 粪类圆线虫　　　　B. 结膜吸吮线虫　　　　C. 斯氏狸殖吸虫
   D. 微小膜壳绦虫　　　　E. 曼氏迭宫绦虫

7. 成虫可寄生于人体小肠的是
   A. 粪类圆线虫　　　　B. 结膜吸吮线虫　　　　C. 斯氏狸殖吸虫
   D. 微小膜壳绦虫　　　　E. 曼氏迭宫绦虫

(二)填空题

1. 人是斯氏狸殖吸虫的_____宿主,虫体寄生人体导致_____。

2. 微小膜壳绦虫的_____可在宿主肠道内孵出六钩蚴,进入肠绒毛发育成_____,对人体的危害主要是_____作用。

3. 广州管圆线虫的幼虫可寄生于人体_____,中间宿主为_____,感染阶段为_____。

(三)名词解释

广州管圆线虫病

(四)问答题

简述裂头蚴对人体的危害。

【参考答案】

(一)选择题

1. A　　2. C　　3. E　　4. A　　5. C　　6. CDE　　7. ADE

（二）填空题

1. 非正常宿主 幼虫移行症
2. 虫卵 成虫 机械损伤和毒性
3. 中枢神经系统 螺类 感染期幼虫

（三）名词解释

答案见教材。

（四）问答题

答案见教材。

（吴松泉）

► 第三十六章

医 学 原 虫 ◄

【学习目标】

1. 掌握腔道原虫、血液和组织原虫的寄生部位、感染阶段、感染途径。

2. 熟悉腔道原虫、血液和组织原虫与诊断有关的形态、致病性和实验室检查;机会致病原虫的生活史特点。

3. 了解机会致病原虫的形态、致病性与检查;各种原虫的流行情况与防治原则。

【内容概要】

(一)医学原虫概述

原虫是一类具有细胞器的单细胞真核生物,能独立完成各项生理功能。寄生于人体的致病性和共栖型原虫称为医学原虫。医学原虫根据运动细胞器分叶足虫、鞭毛虫、纤毛虫、孢子虫四大类。根据寄生部位可分为腔道原虫、血液组织原虫。生活史类型按传播特点可分为三种:人际传播型、循环传播型、虫媒传播型。

(二)腔道原虫

常见腔道原虫主要包括寄生消化道的各类阿米巴原虫和寄生泌尿生殖道的鞭毛虫,这些腔道原虫均以无性二分裂方式进行增殖,阿米巴原虫依靠伪足运动,鞭毛虫依靠鞭毛在腔道内运动。

常见腔道原虫有溶组织内阿米巴、蓝氏贾第鞭毛虫、阴道毛滴虫。知识要点比较见表36-1。

表 36-1　主要腔道原虫知识要点

	溶组织内阿米巴	蓝氏贾第鞭毛虫	阴道毛滴虫
寄生部位	结肠或肠外组织	小肠上段	女性阴道和尿道,男性尿道和前列腺
离体方式	大滋养体、小滋养体、包囊随粪便排出	滋养体、包囊随粪便排出	滋养体随阴道分泌物、前列腺分泌物或尿液排出
感染阶段	4 核包囊	4 核包囊	滋养体
感染途径	经口感染	经口感染	性接触、间接接触感染
感染方式	误食被包囊污染的水和食物	误食被包囊污染的水和食物	性接触、通过公共卫生设施和用品
致病期	大滋养体(组织型滋养体)	滋养体	滋养体
致病作用	免疫力低下时,引起肠内阿米巴痢疾和肠外阿米巴病	免疫力低下,引起急慢性腹泻;AIDS可并发严重感染,甚至死亡	引起滴虫性阴道炎、尿道炎或前列腺炎

续表

	溶组织内阿米巴	蓝氏贾第鞭毛虫	阴道毛滴虫
病原诊断	粪检大滋养体、小滋养体、包囊;脓肿穿刺物检查	粪检滋养体、包囊,十二指肠引流液检查	阴道分泌物、前列腺液、尿液沉淀物生理盐水涂片
流行分布	世界性分布,气候温暖、卫生条件差、落后的地方	世界性分布,发达、贫困国家均有,旅游区和家庭聚集性流行	世界性分布,家人和集体生活的人群易相互传染
预防措施	加强粪便管理,搞好环境卫生、个人卫生,保护水源,消灭苍蝇、蟑螂	同左	注意个人卫生,提倡淋浴,不穿公共浴衣,采用蹲式厕所

1. 溶组织内阿米巴

(1)形态:溶组织内阿米巴生活史中有滋养体、包囊,形态鉴别如下:

表 36-2　溶组织内阿米巴各期生理特点

	形状	大小	内、外质	内含物	被检标本
大滋养体	不规则	20~40μm	分界清楚,伪足发达	红细胞、组织细胞	脓血便、脓肿液
小滋养体	不规则	12~30μm	不分明,伪足小	细菌、食物残渣	水样便、成形便
包囊	球形	10~20μm	囊壁厚	未成熟包囊含 1~2 个核,成熟包囊含 4 个核	正常粪便

(2)生活史过程

四核包囊→经口→小滋养体(寄生于肠腔,以细菌为食)→包囊→排出

大滋养体(寄生于肠壁及肠外组织,以红细胞为食)

肝、肺、脑等处

生活史要点:①溶组织内阿米巴生活史过程简单,不需要中间宿主。其基本生活史形式是:四核包囊→小滋养体→包囊。②寄生部位、传染源、感染期、传播方式详见表 36-1。

(3)致病性:多数人感染后呈带虫状态。免疫力降低时,出现临床症状,详见表 36-1。

(4)实验室检查:①肠阿米巴病:急性感染者取脓血黏液便查滋养体或包囊;慢性感染者及带虫者取粪便标本查包囊。②肠外阿米巴病:可采取穿刺液及坏死组织查阿米巴大滋养体,或进行免疫学诊断。

2. 蓝氏贾第鞭毛虫　主要寄生于人或某些哺乳动物小肠内,引起贾第虫病。儿童、旅游者发病率高。

(1)形态要点:本虫生活史包括滋养体和包囊两个发育阶段。①滋养体:呈半梨形,虫体两侧对称,腹前部向内凹陷形成吸盘状吸器,可吸附在肠黏膜上,有 1 对细胞核,有 4 对鞭毛。②包囊:椭圆形,囊壁厚,与虫体间有明显的间隙。未成熟包囊具 2 个细胞核,成熟包囊具有 4 个细胞核,多偏于一端,囊内轴柱、鞭毛等丝状物明显。

(2)生活史要点:①生活史简单,不需要中间宿主;②寄生部位、传染源、感染期、传播方

式详见表 36-1。

(3)致病性:多数人感染后呈带虫状态,各种因素导致免疫力下降时,引起慢性腹泻、胆囊炎、胆管炎等。临床表现以腹泻和腹胀为主。腹泻的原因主要是本虫影响小肠对食物的消化吸收,粪便恶臭无脓血。在 AIDS 等免疫力低下患者可以引起严重的机会感染,甚至导致死亡。

(4)实验诊断:可采取腹泻粪便用生理盐水涂片检查滋养体,也可采取十二指肠引流液查滋养体;或采取粪便用碘液染色检查包囊。此外,还可用免疫学诊断。

3. 阴道毛滴虫　是引起滴虫性阴道炎的病原体,是感染率极高的泌尿生殖道寄生虫,是常见的性传播病原生物。

(1)滋养体形态:该虫仅有滋养体阶段。滋养体体态多变,固定染色标本呈水滴状,可见一个椭圆形的细胞核,有 4 根前鞭毛和 1 根后鞭毛,后鞭毛向后伸展,连接波动膜外缘。

(2)生活史要点:寄生部位、传染源、感染期、传播方式详见表 36-1。

(3)致病性:滴虫寄生于阴道后,可阻碍乳酸杆菌的酵解作用,使阴道内 pH 趋于中性或碱性,有利于致病菌和滴虫的繁殖,引起滴虫性阴道炎。滴虫性阴道炎常见症状为:外阴瘙痒、腰痛、阴道分泌物增多。亦可引起尿道炎和男性前列腺炎。

(4)实验室检查:于阴道后穹隆取阴道分泌物检查滋养体。也可取尿液或前列腺液的离心沉淀物检查滋养体。

(三)血液和组织原虫

寄生于血液和组织的原虫主要有杜氏利什曼原虫、疟原虫等。杜氏利什曼原虫引起杜氏利什曼病,疟原虫引起疟疾。

1. 杜氏利什曼原虫　是引起黑热病(内脏利什曼病)的病原体。黑热病曾是我国重点防治的五大寄生虫病之一。目前,本虫在我国基本消灭,仅少数地区有流行。

(1)形态:生活史中有无鞭毛体和前鞭毛体两种形态。①无鞭毛体:又称利杜体,虫体呈卵圆形或圆形,无鞭毛;②前鞭毛体:又称鞭毛体,成熟的虫体呈梭形,运动活泼,靠鞭毛不停地摆动,常聚集成菊花状。

(2)生活史过程:

$$\text{无鞭毛体(寄生在人巨噬细胞内)} \underset{\text{白蛉叮咬}}{\overset{\text{白蛉吸血}}{\rightleftarrows}} \text{前鞭毛体(寄生在白蛉的胃内)}$$

(3)生活史要点:①生活史中有无鞭毛体和前鞭毛体两个时期,无鞭毛体寄生于人、犬等哺乳动物的巨噬细胞内;前鞭毛体寄生于白蛉胃内。②传染源:为带虫者、病人和保虫宿主(犬等动物)。③传播媒介:中华白蛉等。④感染阶段:前鞭毛体。⑤感染方式与途径:雌性白蛉吸血前鞭毛体经皮肤感染。

(4)致病性:无鞭毛体进入人体后,潜伏期一般较长。无鞭毛体在巨噬细胞内反复增殖,使巨噬细胞大量破坏和增生,从而导致脾、肝和淋巴结等器官肿大。患者可出现全身症状,如发热、恶心、体重减轻、频发腹泻、贫血等。

(5)实验室检查:常采用骨髓或其他组织穿刺物检查无鞭毛体,同时可进行体外培养和动物接种。

(6)防治措施:治疗病人,捕杀病犬,消灭白蛉,做好个人防护。

2. 疟原虫　是引起疟疾的寄生虫。疟原虫共有四种:间日疟原虫、恶性疟原虫、三日疟原虫和卵形疟原虫。其中间日疟原虫最为常见，恶性疟原虫次之，但致病最为严重。疟疾是我国重点防治的五大寄生虫病之一。疟疾疫情目前依然十分严重。

(1)间日疟红内期形态：环状体、大滋养体、裂殖体、配子体形态，见教材表36-1。

(2)生活史过程：①红外期：子孢子→裂殖体→裂殖子；②红内期：环状体→大滋养体→早期裂殖体→晚期裂殖体→裂殖子→雌配子体、雄配子体；③蚊体内：雌、雄配子结合→合子→动合子→卵囊→子孢子。

(3)生活史要点：①四种疟原虫生活史基本相同，需要人和雌性按蚊两个宿主。在人体内可寄生于肝细胞和红细胞内。②传染源是外周血中含有雌、雄配子体的患者或带虫者。③疟原虫的感染期是子孢子，雌蚊叮咬子孢子经皮肤进入人体发育；母婴垂直传播和输血也可传播疟疾。

(4)致病性：致病阶段是红细胞内期，每裂殖一次，产生一次疟疾发作。典型的发作表现为寒战、高热和出汗退热三个连续阶段，疟疾反复发作可导致贫血、肝脾大。疟疾的再燃和复发：迟发型子孢子引起复发；红细胞内残存的疟原虫引起再燃。间日疟和恶性疟原虫既有再燃，又有复发；三日疟和卵形疟只有再燃。

(5)实验室检查：疟疾的实验室检查可采用外周血进行厚血膜和薄血膜制作相结合，检查红细胞内各个时期的疟原虫。另外还可进行免疫学检验，提高检出率。

(6)防治原则：疟疾的防治应以控制传染源和防蚊为重点。采取灭蚊和改善生态环境结合，减少蚊虫孳生。在疫区加强疾病监测，出现疫情波动可采取灭蚊和预防服药的应急措施。

(四)其他机会致病原虫

机会致病原虫是引起机会性寄生虫病的原虫。一些侵袭力较低、致病力较弱的原虫(如弓形虫、隐孢子虫等)，在人体免疫功能正常时，宿主不会出现明显的临床状态，处于隐性感染状态；但当人体免疫功能减低时，这类病原体增殖能力和致病能力显著增强，患者出现严重的临床症状，甚至死亡。机会性寄生虫病是导致AIDS、恶性肿瘤患者、长期使用免疫抑制剂的人死亡的重要原因。

1. 弓形虫　是人兽共患的重要机会致病原虫，动物感染率很高，是主要的传染源。人因食用未熟透的动物肉、蛋、奶而感染，引起获得性弓形虫病。

(1)形态：弓形虫生活史有五种形态：即滋养体、包囊、裂殖体、配子体及囊合子(卵囊)。在终宿主体内5种形态均可存在，在中间宿主体内仅有滋养体和包囊。

(2)生活史要点：①弓形虫可寄生在人和动物的所有的有核细胞内。②生活史需要两个宿主：猫是终宿主，人和各种动物为中间宿主。③感染期是猫粪或动物肉中的卵囊、滋养体、包囊或假包囊，经消化道、胎盘、破损的皮肤黏膜、输血等途径传播。

(3)致病性：①滋养体(速殖子)、卵囊、包囊或假包囊均为弓形虫的致病阶段。②人类和动物均对弓形虫易感，但多数呈带虫状态。③弓形虫病有先天性和后天获得性弓形虫病两种类型。先天性弓形虫病为妊娠妇女感染的弓形虫经胎盘传给胎儿，导致胎儿发育不良或畸形。后天获得性弓形虫病是成人或大龄儿童在免疫力低下时出现的严重感染，患有恶性肿瘤、长期使用免疫抑制剂或免疫功能缺陷的人，可出现全身性弓形虫病，甚至死亡。

(4)实验室检查：检验阶段有滋养体、包囊、假包囊或卵囊。可采集患者或带虫者羊水、血液、其他体液等，离心后取沉淀物作涂片。也可取待检样品进行动物接种或细胞培养。目前，广泛采用血清学实验作辅助诊断。

(5)加强饮食卫生,强化肉类食品卫生检疫制度。不吃生的肉、蛋、奶,孕妇不宜接触猫,应定期作血清学检查,减少先天性弓形虫病的发病率。

2. 隐孢子虫 为人兽共患的机会致病寄生虫,引起人和动物腹泻。本虫呈世界性分布,通过"粪-口"方式传播,同性恋间的性行为可导致本虫传播。

(1)形态:生活史有多个时期,与检验有关的时期是卵囊。卵囊呈圆形或椭圆形,成熟卵囊内含4个子孢子和一团残余体。

(2)生活史要点:①本虫生活史简单,发育无需中间宿主。②传染源是粪便中有卵囊的病人、带虫者、保虫宿主(家畜)。③卵囊是本虫的感染期,人、畜通过食用卵囊污染的食物、饮水而感染,水源污染可能导致人群的暴发流行。

(3)致病性:隐孢子虫的致病很可能因为隐孢子虫寄生小肠黏膜,损伤了肠绒毛,破坏了肠道吸收功能,引起腹泻。疾病的严重程度与宿主的免疫状态有关,感染隐孢子虫是 AIDS 等免疫功能低下者并发腹泻死亡的原因之一。

(4)实验室检查:可采病人、带虫者、保虫宿主粪便查卵囊。常用金胺染色法、抗酸染色法显微镜检查,免疫学诊断或 PCR 诊断。

(5)加强粪便管理,注意个人和饮食卫生。保护免疫力低下的人群,治疗病人可用螺旋霉素、巴龙霉素和大蒜素。

【测试题】

(一)选择题

A1 型题

1. 下列具有传播意义的病原体是
   A. 蓝氏贾第鞭毛虫滋养体   B. 溶组织内阿米巴滋养体
   C. 疟原虫早期滋养体   D. 阴道毛滴虫滋养体
   E. 疟原虫晚期滋养体

2. 人体感染痢疾阿米巴后,大多数表现为
   A. 阿米巴痢疾   B. 阿米巴肝脓肿   C. 阿米巴肺脓肿
   D. 阿米巴脑脓肿   E. 带虫者

3. 可能检出阿米巴包囊的标本是
   A. 脓血黏液便   B. 成形粪便   C. 脓血痰液
   D. 肺脓肿穿刺液   E. 水样便

4. 确诊阿米巴痢疾病人的主要依据是
   A. 粪便中查到含红细胞的滋养体   B. 粪便中查到小滋养体
   C. 粪便中查到包囊   D. 粪便中查到卵囊
   E. 粪便中查到不含红细胞的滋养体

A3 型题

女,32岁,近两天带下量多,色黄如脓,外阴、阴道奇痒如虫爬,伴尿频尿急尿痛,小便黄短。检查:外阴阴道潮红分泌物多,色黄质稀如脓,带腥臭味。查白带发现活动的虫体。

5. 该病诊断为
   A. 滴虫性阴道炎   B. 尿道炎   C. 前列腺炎
   D. 淋病   E. 宫颈炎

6. 阴道毛滴虫广泛流行,主要由于
    A. 包囊的抵抗力强　　　　　　　　B. 滋养体的抵抗力强
    C. 生活史复杂　　　　　　　　　　D. 卵囊的抵抗力强
    E. 不需中间宿主

7. 主要经性接触传播的原虫是
    A. 蓝氏贾第鞭毛虫　　　　　　　　B. 溶组织内阿米巴
    C. 弓形虫　　　　　　　　　　　　D. 疟原虫
    E. 阴道毛滴虫

患者,男性,43 岁。无明显诱因出现腹痛、腹泻、恶心及呕吐。患者体温正常,食欲不振,乏力,精神萎靡,全身关节疼痛,急性病容,未见其他阳性体征。血常规白细胞高于正常,其他项目正常。大便常规检查见软便,有恶臭,显微镜检查可见形态典型的有鞭毛的滋养体。

8. 患者可能感染了下列哪种寄生虫
    A. 阴道毛滴虫　　　　　　　　　　B. 杜氏利什曼原虫
    C. 蓝氏贾第鞭毛虫　　　　　　　　D. 弓形虫
    E. 溶组织内阿米巴原虫

9. 确诊本病的依据是
    A. 粪便中查到大滋养体　　　　　　B. 粪便中查到小滋养体
    C. 粪便中查到包囊　　　　　　　　D. 粪便中查到滋养体
    E. 粪便中查到卵囊

患者李某,海南务工归来,间歇性反复寒战、高热 2 个月,指甲、黏膜、脸色苍白,经血常规检查后发现其红细胞偏低,白细胞明显升高,脾明显肿大,考虑可能患有血液病,取血清作疟原虫抗原 ELISA,阳性。采血作薄血片姬姆萨染色,观察到寄生于红细胞中的虫体,确诊为疟原虫。

10. 疟原虫主要通过哪种途径传播
    A. 白蛉叮咬　　　　　B. 胎盘传播　　　　　C. 雌蚊叮咬
    D. 输血传播　　　　　E. 接触传播

11. 外周血涂片染色法适用于检查
    A. 疟原虫　　　　　　B. 蓝氏贾第鞭毛虫　　C. 弓形虫
    D. 杜氏利什曼原虫　　E. 溶组织内阿米巴原虫

患者王某,19 岁,来自甘肃兰州的大学新生。发热无汗半个月,呕吐并伴左上腹部疼痛,每天反复高热 40℃以上伴有寒战。经检查后发现其全身血细胞极低,肝脾明显肿大,考虑可能患有血液病,于是进行骨髓穿刺检查,医生在认真阅读骨髓片时发现大量杜氏利什曼原虫,最终确诊为黑热病。

12. 杜氏利什曼原虫无鞭毛体寄生在
    A. 肝　　　　　　　　B. 肝、脾、骨髓　　　C. 巨噬细胞
    D. 白蛉胃内　　　　　E. 淋巴结

13. 对怀疑为黑热病的患者,首选的检查方法是
    A. 免疫学检查　　　　　　　　　　B. 骨髓穿刺涂片检查
    C. 外周血涂片检查　　　　　　　　D. 肝脏穿刺涂片检查

E. 粪便涂片检查

14. 黑热病的传播途径是

    A. 白蛉叮咬   B. 胎盘传播   C. 雌蚊叮咬

    D. 输血传播   E. 接触传播

患者李某,女,25岁。因发作性短暂意识障碍1年入院。患者在3年前突然出现短暂的意识障碍,偶尔发作后突然跌倒,有时有幻听,如音乐感、噪声等。每次发作后对发作过程均不能回忆。既往无头部外伤史,有养猫嗜好。体检:神志清,智力正常,神经系统检查未发现阳性体征。CT检查病灶呈类圆形,中心为靶状。血液及脑脊液中弓形虫IgG抗体均阳性。

15. 此人可能感染了下列哪种寄生虫

    A. 旋毛虫   B. 弓形虫   C. 疟原虫

    D. 绦虫   E. 隐孢子虫

16. 猫与本病有何关系

    A. 作传染源   B. 保虫宿主   C. 无关

    D. 转续宿主   E. 中间宿主

17. 隐孢子虫对人具有感染能力的阶段是

    A. 滋养体   B. 裂殖体   C. 卵囊

    D. 子孢子   E. 假包囊

18. 获得性弓形虫病最重要的感染途径有

    A. 经口感染   B. 经破损的皮肤黏膜感染

    C. 经呼吸道感染   D. 经媒介昆虫感染

    E. 经胎盘感染

19. 由怀孕母亲传给胎儿引起发育异常或流产的寄生虫是

    A. 旋毛虫   B. 弓形虫   C. 疟原虫

    D. 绦虫   E. 血吸虫

B型题

(20~22题共用备选答案)

    A. 包囊   B. 滋养体   C. 无鞭毛体

    D. 红内期   E. 子孢子

20. 疟原虫的致病阶段为

21. 杜氏利什曼原虫的致病阶段为

22. 蓝氏贾第鞭毛虫的致病阶段为

(23~25题共用备选答案)

    A. 未成熟包囊   B. 滋养体   C. 成熟包囊

    D. 卵囊   E. 子孢子

23. 隐孢子虫的感染期分别是

24. 蓝氏贾第鞭毛虫的感染期分别是

25. 疟原虫的感染期是

(二)填空题

1. 原虫的运动细胞器有_____、_____、_____。

2. 隐孢子虫的传播途径是_____,隐孢子虫的病原诊断的依据是在_____发现_____。

3. 蓝氏贾第鞭毛虫的寄生部位为_____、_____、_____;阴道毛滴虫的寄生部位为_____、_____、_____。

4. 弓形虫的_____、_____、_____均是感染期。

5. 疟原虫寄生在人体的_____、_____。

6. 粪便中有_____的慢性病人和带虫者是溶组织内阿米巴的传染源。

7. 疟原虫感染期为_____,外周血液中有_____的人为传染源,_____为其中间宿主,_____为其终宿主。

8. 杜氏利什曼原虫生活史分 2 期,其中_____寄生在人体,_____寄生在白蛉体内。其致病阶段为_____。

(三)名词解释

1. 机会致病原虫 2. 疟疾发作 3. 复发 4. 再燃

(四)问答题

1. 疟疾发作的典型症状是什么?如何进行病原学诊断(采何标本、查何阶段、用何方法)?

2. 冬春季节出现疟疾的发作,试分析可能由哪些原因引起?

3. 如果在一个区域内,通过一次性普查普治弓形虫病病人和带虫者(包括流动人口),那么这个地区未来还会流行弓形虫病吗?

【参考答案】

(一)选择题

1. D　2. E　3. B　4. A　5. A　6. B　7. E　8. C　9. D　10. C
11. A　12. C　13. B　14. A　15. B　16. A　17. C　18. A　19. B
20. D　21. C　22. B　23. D　24. C　25. E

(二)填空题

1. 伪足　鞭毛　纤毛

2. 经口感染　粪便　卵囊

3. 小肠　胆道　胆囊　阴道　尿道　前列腺

4. 假包囊　包囊　卵囊

5. 肝细胞　红细胞

6. 包囊

7. 子孢子　配子体　人　雌蚊

8. 无鞭毛体　前鞭毛体　无鞭毛体

(三)名词解释

答案见教材第三十六章。

(四)简答题

答案见教材第三十六章。

(王　瑛)

▶ 第三十七章

医学节肢动物 ◀

【学习目标】

1. 掌握医学节肢动物的概念、发育类型；医学节肢动物对人体的危害方式以及传播病原体的方式。

2. 熟悉病媒节肢动物与所致疾病(虫媒病)。

3. 了解医学节肢动物的防治原则。

【内容概要】

(一)概述

1. 医学节肢动物的定义　与医学有关的,通过寄生、吸血、骚扰、螫刺、毒害、致病及传播病原体等方式危害人类健康的节肢动物,称为医学节肢动物。

2. 医学节肢动物的主要特征　左右对称,身体分节;有成对的、分节的附肢;体表有坚韧的外骨骼。

3. 医学节肢动物的生态与变态

(1)生态:是指节肢动物与周围环境各种因素的相互关系,了解生态对控制和消灭节肢动物及其传播的疾病具有重要意义。

(2)变态:是指从幼虫变为成虫所经历的一系列变化的总和。变态类型可分为全变态和半变态。

4. 医学节肢动物对人体的危害

(1)直接危害:是指节肢动物本身对人体产生的危害,如:通过寄生、骚扰、吸血、毒害、螫刺、致病等方式危害人体,称直接危害。

(2)间接危害:是指节肢动物作为媒介引起的危害,即通过传播病原体危害人体,称间接危害。凡能传播病原体的节肢动物称为病媒节肢动物(传播媒介),被其传播的疾病称虫媒病。节肢动物传播疾病的方式有两种:①机械性传播;②生物性传播。根据病原体在节肢动物体内发育与繁殖的情况,将生物性传播又分为发育式、繁殖式、发育繁殖式、经卵传递式4种类型。

5. 医学节肢动物的分类　主要有昆虫纲、蛛形纲、甲壳纲、唇足纲。昆虫纲、蛛形纲最为常见。

6. 医学节肢动物引起的虫媒病　传播病原体的医学节肢动物称病媒节肢动物。由其传播的疾病称虫媒病。我国常见病媒节肢动物与传播的病原体及所致疾病见第三十七章表37-2。

7. 防制原则　对防制的对象,综合采用环境防制、化学防制、生物防制、物理、遗传防制及法规防制,形成一套系统的防制措施进行防治。

(二)常见医学节肢动物

常见医学节肢动物主要是昆虫纲和蛛形纲的动物,与人体密切相关的有蚊、蝇、蚤、虱、白蛉、蟑螂、硬蜱、软蜱、疥螨、恙螨、蠕形螨等。

1. 昆虫纲常见虫种及特征见教材第三十七章表 37-3。
2. 蛛形纲常见虫种及特征见教材第三十七章表 37-4。

【测试题】

(一)选择题

A1 型题

1. 对医学节肢动物的防制措施最根本的是
 A. 化学防制　　　　　　B. 生物防制　　　　　　C. 法规防制
 D. 环境防制　　　　　　E. 物理防制

2. 下列虫媒病中,哪项不属于生物性传播
 A. 蚊传播疟疾　　　　　B. 蜱传播森林脑炎　　　C. 蚤传播鼠疫
 D. 虱传播战壕热　　　　E. 蝇传播痢疾

3. 人兽共患寄生虫病中的动物,在流行病学上是该寄生虫的
 A. 传播媒介　　　　　　B. 转续宿主　　　　　　C. 保虫宿主
 D. 终宿主　　　　　　　E. 中间宿主

4. 下列疾病中属于节肢动物引起的直接危害的有
 A. 森林脑炎　　　　　　B. 恙虫病　　　　　　　C. Q 热
 D. 登革热　　　　　　　E. 蝇蛆病

5. 蝇不能传播的疾病有
 A. 阿米巴痢疾　　　　　B. 丝虫病　　　　　　　C. 蛔虫病
 D. 细菌性痢疾　　　　　E. 伤寒

6. 被节肢动物机械性传播的疾病是
 A. 森林脑炎　　　　　　B. 疟疾　　　　　　　　C. 鼠疫
 D. 阿米巴痢疾　　　　　E. 尘螨性哮喘

7. 蚊不能传播的疾病有
 A. 细菌性痢疾　　　　　B. 疟疾　　　　　　　　C. 丝虫病
 D. 登革热　　　　　　　E. 流行性乙型脑炎

8. 属于半变态的昆虫有
 A. 蚊　　　　B. 蝇　　　　C. 蚤　　　　D. 虱　　　　E. 白蛉

9. 蠕形螨感染最常见的部位是
 A. 颜面部　　B. 颈部　　C. 胸部　　D. 腹部　　E. 腋下

10. 医学节肢动物对人体最严重的危害表现在
 A. 寄生　　　　　　　　B. 吸血　　　　　　　　C. 骚扰
 D. 叮咬　　　　　　　　E. 传播病原体

11. 下列节肢动物生活史为全变态的是
 A. 蜱　　　B. 恙螨　　　C. 虱　　　D. 蚤　　　E. 疥螨

(二)填空题

1. 疥螨多寄生人体部位为_____,传播方式为_____,诊断方法为_____。

2. 蚊可传播_____、_____、_____、_____病。

3. 在人体寄生的蠕形螨包括_____、_____两种,人类受感染途径是_____和_____。

4. 医学节肢动物对人类的直接危害有_____、_____、_____、_____和_____等。

5. 蚤、虱分别可传播_____、_____病。

6. 医学节肢动物的防制方法包括_____、_____、_____、_____等。

(三)名词解释

1. 全变态　2. 不完全变态　3. 机械性传播　4. 生物性传播

(四)问答题

1. 简述医学节肢动物对人类的危害。

2. 举例说明医学节肢动物的传病方式。

3. 比较疥螨与蠕形螨的寄生部位与致病有何不同。

【参考答案】

(一)选择题

1.D　2.E　3.C　4.E　5.B　6.D　7.A　8.D　9.A　10.E

11.D

(二)填空题

1. 人表皮层内　直接接触　用消毒针头挑破隧道顶端表皮取出疥螨

2. 疟疾　丝虫病　登革热　流行性乙型脑炎

3. 毛囊蠕形螨　皮脂蠕形螨　直接　间接接触

4. 寄生　骚扰　吸血　螫刺　毒害

5. 鼠疫　虱媒回归热

6. 环境防治　生物防治　物理化学防治　法规防治

(三)名词解释

答案见教材第三十七章。

(四)简答题

答案见教材第三十七章。

（王　瑛）